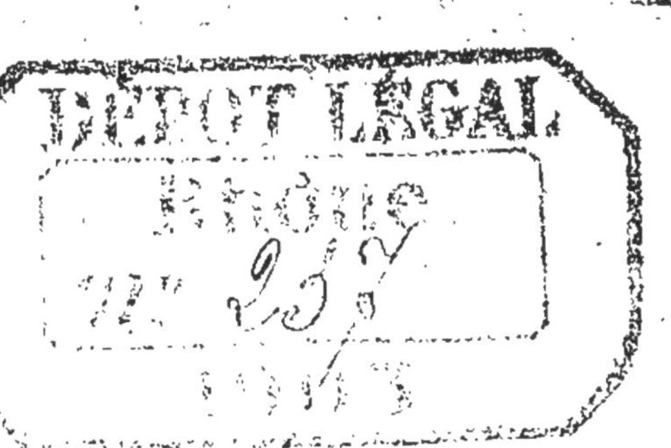

DE LA

PROTHESE BUCCO-FACIALE
et du Squelette

Par le Dr Claude MARTIN

DE LYON

RAPPORT *présenté au Congrès International (Section d'Odontologie et Stomatologie).*

MADRID 1903

DE LA

Prothèse Bucco-Faciale et du Squelette

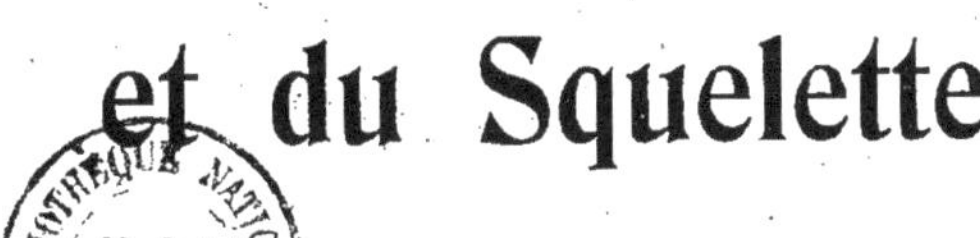

RAPPORT

présenté au XIVe Congrès international de médecine

(SECTION D'ODONTOLOGIE ET STOMATOLOGIE)

MADRID 1903

Par le Dr Claude MARTIN

DE LYON

LYON

IMPRIMERIE PAUL LEGENDRE & Cie

14, rue Bellecordière, 14

1903

INTRODUCTION

Je me fais, tout d'abord, un devoir de féliciter les organisateurs de ce Congrès, d'avoir eu l'heureuse idée de mettre à l'ordre du jour de la section d'odontologie la question de la prothèse bucco-faciale et du squelette. C'est là, en effet, un sujet qui nous appartient bien réellement en propre et que nous avons le droit de revendiquer hautement. C'est par le haut degré de développement auquel nous avons porté cette branche de la prothèse générale que nous avons acquis ce droit, et c'est ainsi que le dentiste, devenu prothésiste par l'évolution même des choses, nous apparaît aujourd'hui comme le plus précieux auxiliaire du chirurgien dans son œuvre réparatrice.

Je ne cacherai pas que, lorsque j'acceptai de faire un rapport sur ce sujet, je fus un peu effrayé de son étendue et de l'indécision de ses limites. La question ainsi posée me semble contenir, en effet, toute la prothèse chirurgicale, dont l'étude détaillée eût exigé de véritables volumes. Le nombre des appareils imaginés et publiés est considérable et leur description ne saurait entrer dans le cadre, forcément restreint, d'un rapport. Aussi, tout en abordant la plupart des variétés de prothèses qu'il m'a semblé logique de faire entrer dans cette étude, j'ai dû nécessairement limiter celle-ci à l'exposé des principes généraux et des particularités qui m'ont semblé avoir un intérêt capital. Sur ces différents points, j'ai cru devoir donner, de façon très sincère, mes opinions personnelles, et les discussions auxquelles elles donneront lieu viendront certainement élucider bien des points obscurs ou encore contestés. Ces discussions seront, sans doute, le point de départ de nouvelles recherches et de nouveaux travaux, et c'est ce que nous pouvons désirer de meilleur pour cette science qui, malgré son développement actuel, est loin d'avoir dit son dernier mot, et nous apparaît, comme toutes les sciences, indéfiniment perfectible.

Je ne m'attarderai pas à donner ici une définition de la prothèse : sur ce point nous nous entendons tous. Certaines variétés de prothèses ne nous appartiennent pas et sont bien plutôt du domaine de l'industrie ; j'ai éliminé aussi de parti pris, certaines méthodes nouvelles qui n'ont pas pour nous d'intérêt immédiat, telles que les restaurations par les injections de vaseline ou de paraffine. Je n'étudierai donc que les appareils de prothèse chirurgicale qui ont été imaginés et appliqués par ceux qui appartiennent à notre profession ; c'est là, en somme, ce qui intéresse tous mes collègues, et vous voudrez bien m'excuser si j'ai préféré cette limitation empirique et pratique à une définition plus scientifique, qui eût pu m'entraîner beaucoup trop loin de notre domaine. J'ai laissé, bien entendu, de côté la prothèse dentaire, car si elle fut le berceau d'où est sortie toute la prothèse, elle forme un chapitre à part et bien défini qui ne doit pas rentrer dans le cadre de cette étude.

Le titre même de ce rapport permet déjà de séparer

deux chapitres distincts ; dans l'un se rangent les prothèses de la face qui sont actuellement de pratique presque courante ; dans l'autre, les prothèses du squelette qui sont encore, disons le mot, à l'état embryonnaire, et sont loin d'avoir donné tout ce que nous avons le droit d'en espérer.

Qui dit prothèse dit application d'un appareil et, dès lors, se pose la question autour de laquelle gravite toute la prothèse : celle de la tolérance des tissus vis-à-vis des corps étrangers. Le problème se pose, d'ailleurs, de façon différente, suivant la variété de prothèse et la nature des tissus avec lesquels l'appareil est en contact.

On peut, en effet, distinguer trois catégories de prothèse :

1° Appareil en contact avec des tissus épidermisés, peau ou muqueuse, saine ou cicatricielle (prothèse externe).

2° Appareil en contact avec des tissus cruentés, mais plus ou moins largement ouverts à l'extérieur par traumatisme accidentel ou chirurgical (prothèse immédiate).

3° Appareil en contact avec des tissus cruentés, mais enfouis dans leur profondeur, sans communication avec l'extérieur (prothèse interne).

Dans la première catégorie, les appareils, quels qu'ils soient, sont, en général, bien tolérés. L'épithélium cutané ou muqueux joue là son rôle protecteur, mais encore faut-il établir une distinction entre ceux qui sont en contact avec la peau et ceux qui, au contraire, sont en contact avec une muqueuse.

La peau est recouverte par un épithélium fortement résistant ; aussi le contact et la pression des appareils amènent-ils tout au plus de la gêne. Ce n'est que lorsqu'ils sont défectueusement construits ou appliqués qu'ils peuvent déterminer soit des douleurs, soit des ulcérations plus ou moins étendues avec les complications qu'elles peuvent entraîner. Si la peau est cicatricielle, elle pourra être, comme beaucoup de cicatrices, douloureuse à la pression, et c'est parfois une cause de difficultés ou même d'échec pour la prothèse. Les ulcérations y seront plus faciles encore que sur la peau saine, à cause de la fragilité de l'épiderme de nouvelle formation et de la vitalité moindre de ce tissu.

Sur les muqueuses, le problème est un peu plus complexe. En effet, les muqueuses rejettent à leur surface des produits de sécrétion qui doivent être éliminés. La présence de l'appareil exagère souvent ces sécrétions, peut gêner leur écoulement, déterminer leur stagnation, favoriser leur fermentation secondaire, avec tous les inconvénients qui peuvent en résulter : inflammation, exulcération, infection et même ulcérations profondes et perforation, si les pressions exercées par l'appareil sur les tissus sont trop fortes. Ces complications sont d'autant plus à craindre que la muqueuse est anormale, a été antérieurement traumatisée, ou était cicatricielle.

D'autre part, ces produits de sécrétion, normaux ou altérés, peuvent avoir une action sur l'appareil lui-même. Sous l'influence de certaines actions chimiques elles attaquent sa substance, l'altèrent, l'érodent, compromettent les moyens de fixation, et le mettent bientôt hors d'usage. D'où la nécessité d'un choix judicieux de la substance à employer dans la fabrication des appareils de cette espèce.

Dans la deuxième catégorie sont les appareils appliqués à la surface de plaies cruentées, largement en contact avec l'extérieur.

Ici les tissus, du moins au début, sont à peu près dépourvus de moyens de défense. A l'irritation mécanique causée par l'appareil, à la stagnation des liquides exsudés à la surface de la plaie, vient s'ajouter un danger autrement redoutable qui est l'infection. Celle-ci est, en quelque sorte, constamment menaçante, favorisée d'ailleurs par l'excellent bouillon de culture que forment ces liquides exsudés. Elle est menaçante, non seulement au début, mais encore pendant toute la durée de la cicatrisation, tant qu'il existe une surface non protégée par l'épithélialisation, pouvant, par conséquent, être une porte d'entrée aux germes infectieux de l'extérieur. De là la nécessité d'assurer le nettoyage et la désinfection de l'appareil et de la plaie pendant la période de cicatrisation, ce qui est, d'ailleurs, rendu relativement facile par le fait que la plaie est ouverte à l'extérieur.

Dans la troisième catégorie, c'est-à-dire dans la prothèse interne, l'appareil mis en place reste définitivement inclus dans les tissus. C'est évidemment celle qui demande, de la part des tissus, le plus de tolérance et surtout une asepsie parfaite. Lorsqu'on ferme une plaie par-dessus un appareil prothétique, la condition essentielle de la réussite est qu'aucun germe infectieux ne soit emprisonné dans le foyer traumatique créé par l'opération.

L'infection de ce foyer entraîne ordinairement à sa suite l'apparition d'un abcès, souvent avec déplacement de l'appareil, et parfois son expulsion avec le contenu de l'abcès. C'est donc une prothèse des plus délicates, exigeant les plus grands soins antiseptiques. Mais, si on élimine cette cause d'échec : l'infection, on doit constater que les appareils de prothèse interne sont parfaitement tolérés par les tissus, surtout si l'on utilise les substances qui jouissent, vis-à-vis de ceux-ci, d'une innocuité presque complète.

Ces données générales étant posées, je me hâte d'aborder l'étude des appareils de prothèse bucco-faciale et du squelette. Ainsi que je le disais, j'ai dû me borner surtout à énoncer et à discuter les principes fondamentaux et à décrire, d'une façon concise, les appareils qui renferment une idée nouvelle ou un principe original

L'immensité du sujet ne m'a pas permis de réunir et de lire tous les travaux parus sur des questions aussi diverses, et, malgré les recherches que j'ai faites, il est probable qu'un certain nombre de publications m'ont échappé. J'espère que vous voudrez bien excuser ces omissions involontaires.

PROTHÈSE DU NEZ

Il est à peine besoin d'insister sur l'horreur de la difformité que constitue l'absence du nez. Rien ne défigure de façon aussi repoussante l'esthétique de la face, et on comprend que cette mutilation ait été considérée comme un châtiment des plus atroces chez les peuples barbares ou sauvages. Aussi est-il probable que depuis bien des siècles, on a cherché à corriger au moins en partie les effets de cette horrible difformité.

L'histoire de la chirurgie admet que les premières tentatives de restauration du nez ont été faites au moyen des méthodes autoplastiques. Je n'insisterai pas sur cet historique qu'on trouvera dans tous les traités classiques. Il me semble, cependant, difficile d'admettre que quelques-uns de ces pauvres défigurés n'aient pas tenté d'atténuer l'impression d'horreur qu'ils inspiraient, en remplaçant l'organe disparu par un morceau de bois, ou de toute autre matière, grossièrement taillé et enfoncé dans l'auvent nasal.

Aussi ne serais-je pas éloigné de penser que, au moins à titre isolé et tout individuel, la prothèse fut la première utilisée, peut-être sous la forme grossière des masques, qui furent connus dès l'antiquité.

Actuellement, on peut distinguer trois méthodes de restauration du nez :

1º Les méthodes autoplastiques.

2º La prothèse simple.

3º La prothèse combinée aux opérations autoplastiques.

Je n'ai pas à insister, ici, sur les autoplasties du nez qui sont du domaine de la chirurgie pure. Il me suffira de dire que, malgré les perfectionnements apportés aux méthodes indienne et italienne, ces opérations sont assez souvent suivies d'échecs complets ou partiels, dus surtout à l'absence de support des lambeaux, ou à leur gangrène. D'autre part, les tentatives d'autoplastie osseuse n'ont pu donner, jusqu'ici, des résultats bien sérieux. Donc, s'il est très légitime d'y avoir recours dans la plupart des cas, il faut s'attendre à les voir échouer dans un certain nombre d'entre eux, même après plusieurs tentatives successives ; et la prothése nous apparaît dès lors comme la dernière ressource du chirurgien.

La prothèse, ai-je dit, peut être employée seule ou combinée aux opérations autoplastiques.

La première variété de prothèse comprend l'application des nez artificiels ; la deuxième, la restauration autoplastique sur appareil prothétique.

1º Des nez artificiels.

Le nez artificiel est évidemment un pis aller. Son application ne s'impose donc qu'en dernière ligne, lorsque les autres méthodes ont échoué ou que le malade n'a pas voulu se soumettre à une intervention sanglante.

Le résultat recherché est uniquement esthétique, aussi, la pose d'un nez artificiel exige-t-elle du prothésiste un soin extrême et un sens artistique développé. Il faut, en effet, que la forme du nez s'harmonise avec le reste de la face, et que sa coloration, l'aspect de sa surface, se rapprochent le plus possible de ceux de la peau normale du sujet. Poser ces principes, c'est dire que chaque nez artificiel doit être fait pour chaque cas particulier et que la fabrication industrielle de ces appareils, tels qu'on les voit dans les vitrines de quelques fabricants d'instruments de chirurgie est un non-sens absolu. Ils ne font que modifier le genre de la difformité, et de repoussante, ils la rendent grotesque.

Pour fabriquer un nez artificiel il faudra donc déterminer d'abord la forme qu'il convient de lui donner, par conséquent établir un modèle de cette forme qui s'harmonise avec le reste de la physionomie. Pour cela quelques praticiens ont proposé d'établir le modèle en moulant le nez d'un parent ou d'un proche. Mais quoi qu'on puisse penser des caractères familiaux des nez, on ne saurait obtenir ainsi un résultat convenable, car ce caractère familial présente trop de variations individuelles.

Je crois donc que le moyen le plus rationnel d'obtenir le meilleur effet est de faire de toutes pièces un nez s'harmonisant aux mieux avec le reste de la physionomie,et, pour cela, procéder par tâtonnements sur le moulage en plâtre de la face entière du malade. Je crois que la plupart de mes collègues sont de mon avis sur ce point, que j'énonçai ainsi il y a 15 ans :

« Lorsqu'il s'agit de faire un nez artificiel, le premier soin doit être de mouler la face du malade. Il ne faut pas se contenter de mouler seulement la partie sur laquelle doit s'ajuster le nez : c'est toute la face qu'il faut comprendre dans le moulage; sans cela il est impossible de donner au nez artificiel une forme s'accordant parfaitement avec l'ensemble de la figure ». Je ne puis insister sur les détails de ce moulage au plâtre, mais je dois signaler certaines précautions : faire mettre le malade en position horizontale, assurer la respiration au moyen de deux tubes introduits dans les narines ou, si celles-ci sont trop étroites, d'un tube plat placé entre les lèvres ; oindre la face d'huile ou de vaseline en ayant soin de gonfler la barbe avec cette dernière substance pour qu'elle ne se déforme pas pendant le moulage. Recommander au malade de ne faire aucun mouvement de la face, particulièrement au moment du moulage des yeux, ce qui donnerait une figure grimaçante. Etendre le plâtre sur les yeux,puis la barbe,et enfin le pourtour du nez.

Le moule en creux une fois obtenu, il est facile d'obtenir le moulage en relief. C'est sur ce dernier qu'on modèle avec de la terre glaise un nez en harmonie avec la physionomie du sujet ; rien n'empêche, d'ailleurs, de rechercher les traits de famille. On pourra, au besoin, s'adresser à un sculpteur pour établir ce modèle, ce qui facilite d'autant la tâche et permet d'obtenir un nez dans toutes les règles de l'art. C'est sur ce modèle que va être établi le nez artificiel.

On peut se servir de diverses substances pour cette construction. On a employé les métaux, le caoutchouc, le celluloïd, la porcelaine.

Les métaux ont l'inconvénient de leur poids ; on pouvait fonder sur l'aluminium quelques espérances, mais, de même que sur les autres métaux, la peinture n'adhère pas à sa surface ; elle s'écaille, et il faut la renouveler souvent.

Le celluloïd semblait devoir être une substance précieuse, à cause de sa légèreté et surtout de sa transparence, qualités très appréciables dans ce genre de travail. Cependant j'ai cru devoir le passer sous ce silence, dans mon travail de 1889, car il ne m'avait donné que des déceptions.

Il faut, en effet, l'employer très mince si on veut avoir le bénéfice de sa translucidité ; mais alors il se déforme. D'autre part, au bout de quelque temps, il jaunit, s'altère et prend par la suite un aspect moins naturel que le caoutchouc. J'avais imaginé de colorer le celluloïd dans son épaisseur pour rendre la couleur inaltérable. Pour cela je me servais de celluloïd dissous dans l'acétone et j'y ajoutais la couleur choisie, je l'étendais ensuite couche par couche sur le modèle jusqu'à l'épaisseur voulue. J'ai obtenu ainsi d'excellents résultats, mais, malheureusement, pas de longue durée. Le ton devenait jaunâtre et il fallait revenir à la peinture ordinaire en surface. Enfin le celluloïd présente à la longue une altération qui rend son odeur désagréable. La face interne de l'appareil, soumise à l'action de la vapeur d'eau du courant d'air expiratoire devient un peu spongieuse, et cette odeur, de désagréable, devient parfois infecte. C'est la raison qui me l'a fait abandonner et je ne doute pas que Bruck, qui l'a aussi employé, n'ait observé les mêmes inconvénients s'il a pu suivre assez longtemps ses malades. Henning (de Vienne) l'a employé aussi et il a dû, sans doute, faire les mêmes observations.

Restent le caoutchouc et la porcelaine.

Le caoutchouc est léger, facile à travailler : la peinture y adhère bien ; on a employé le caoutchouc mou et le caoutchouc durci.

Le caoutchouc mou semble, à première vue, devoir être préféré. Tous ceux qui se sont occupés de prothèse faciale l'ont utilisé et ont cru trouver en lui la substance de choix. Pour ma part, je ne le conseille pas pour les raisons suivantes:

Si on veut qu'il ne se déforme pas il faut qu'il soit bien plus épais que le caoutchouc durci et alors il est beaucoup plus lourd. Julius Bruck, Sauer, Delair l'ont préconisé. Mais Julius Bruck a été obligé d'employer des ressorts en or, pour soutenir les ailes du nez. D'autre part, sa fabrication est plus délicate. Il faut placer dans son épaisseur une armature métallique pour y fixer l'appareil de maintien, ou y englober un morceau de caoutchouc dur au moment de sa vulcanisation ; tout cela, sans être difficile, complique notablement la construction de l'appareil. Le caoutchouc mou ne présente des avantages que si on veut fixer le nez au moyen d'un ressort dans le genre de celui qu'a employé Préterre ; ce ressort qui monte le long de la paroi interne nécessite, pour agir, une certaine flexion de la substance. Mais comme, dans ce cas, il n'est pas nécessaire que la flexion soit très forte, on peut employer le caoutchouc durci en ayant soin de ne pas pousser trop loin la vulcanisation. On aura ainsi un caoutchouc suffisamment flexible, et ayant à peu près les qualités du caoutchouc dur.

On a aussi employé le caoutchouc dur associé au caoutchouc mou. La première substance forme le corps de l'appareil, la seconde les bords seulement. Witzel signale cette association. Personnellement j'ai employé ce procédé, en 1879, sur une malade de Terrillon, chez laquelle je devais remplacer le nez et les deux lèvres. Cette association peut rendre de grands services dans les cas complexes et mérite d'être conservée.

Je donne, pour ma part, la préférence aux appareils en caoutchouc dur, employé seul ou avec du caoutchouc mou sur les bords, afin que l'adhérence soit plus intime. Ces pièces sont solides, légères, et la peinture y adhère admirablement.

La peinture est, en effet, un des points délicats de la fabrication des nez artificiels. Rien n'est aussi horrible que ceux qu'on trouve dans le commerce, recouverts d'une couche uniforme de couleur qui a la prétention de rappeler celle de la peau. Pour obtenir des tons un peu variés il faut appliquer la couleur avec un pinceau-brosse par petits coups et non par étendues. Il faut surtout chercher à éviter l'uniformité de ton et enfin recouvrir la couleur, non pas d'un vernis brillant, mais d'un vernis mat.

La dernière substance employée à la fabrication des nez artificiels est la porcelaine qui m'a donné des beaux résultats. Depuis quelques années, cette substance semble jouir d'une certaine faveur dans les restaurations faciales au moins de la part de quelques-uns de nos collègues. En 1899, Fritz Schreiter (de Chemnitz), dans un mémoire sur le traitement opératoire et prothétique des malformations du nez, dit qu'avec les fourneaux électriques et les émaux analogues à ceux de Jenkins, les modifications du travail de la porcelaine permettront de faire plus facilement les restaurations faciales. Je partage son avis, quant aux avantages des fourneaux électriques, mais, pour les grandes restaurations faciales, les émaux de Jenkins me semblent inférieurs à la pâte que j'ai employée (celle de Alenn par exemple). Ils sont trop mats et ne donnent pas l'impression de tissus vivants. Ils sont surtout utilisables en petits blocs. Malheureusement toutes les pâtes de porcelaine sont difficiles à travailler. La cuisson est délicate, et, trop souvent, l'appareil se fend pendant le refroidissement. C'est là, en effet, jusqu'à présent le gros écueil des prothèses céramiques. Il faut y joindre aussi l'inconvénient du poids de cette matière qui exige des moyens de fixation solides.

Le nez céramique est construit sur un moule de terre glaise, diminué spontanément par la dessication et reproduit en zinc. Sur ce dernier on fait une matrice en plomb. Entre cette matrice et le modèle, on estampe une mince feuille de platine qui prend la forme du nez choisi. Ce nez en platine va servir de support à la pièce céramique. Pour éviter son affaissement on remplit sa concavité de plâtre mélangé d'amiante. Puis, sur sa face externe, on étend la matière céramique qu'on colore au ton voulu. Lorsqu'on a obtenu une couche d'un millimètre et demi, on porte la pièce au four. A la première cuisson, il se produit des fissures qu'on bouche, et on reporte la pièce au feu jusqu'à ce qu'on ait obtenu un résultat satisfaisant. La cuisson étant suffisante et la pièce étant froide, on enlève le plâtre et le platine avec précaution pour ne pas fendre la pièce. Le nez est alors terminé. Il suffit, pour enlever le brillant dû à la cuisson d'exposer la pièce aux vapeurs d'acide fluorhydrique.

La fabrication des nez de céramique est un travail tout artistique demandant beaucoup de goût, de soins, de propreté et enfin de patience. Mais il est incontestable qu'on obtient ainsi le meilleur résultat esthétique. Ces nez donnent l'illusion parfaite de la peau, et si on a eu le soin de ne pas adapter les bords de l'appareil à angle droit sur la peau, on peut obtenir des photographies où les points de jonction sont à peine perceptibles. D'autre part, un avantage des nez en céramique est la possibilité de modifier plus facilement que sur les autres les tons de la pièce suivant les changements de coloratien de la face sous l'influence de la température extérieure, des émotions, etc. Il suffit pour cela d'appliquer presqu'à sec de la laque carminée sous forme de pointillé léger au moyen d'un pinceau-brosse. Certains de nos malades se servent journellement de ce moyen avec beaucoup d'habileté.

Esthétiquement les nez de porcelaine donnent donc des résultats presque parfaits. En 1878, Verneuil faisant une clinique sur les méthodes autoplastiques et prothétiques comparées, termina sa leçon en présentant un de mes malades et en disant : « Messieurs, vous ne vous doutiez pas que, parmi nous, est un auditeur porteur d'un nez céramique. Il est là, depuis une heure et son nez est si naturel que personne ne s'est encore aperçu qu'il était artificiel. C'est là, Messieurs, le plus bel éloge que je puisse faire et c'est là ma conclusion ».

Un des points délicats de l'application des nez artificiels est leurs modes de fixation. On peut classer ceux-ci en quatre variétés.

1° Procédés externes.

2° Fixation par la paroi des fosses nasales.

3° Fixation aux dents de la mâchoire supérieure.

4° Fixation à un obturateur palatin.

1° Moyens de fixation externes. — Les seuls employés autrefois, ils ne sont guère utilisés aujourd'hui que quand tout autre procédé est impraticable. Je citerai simplement le ressort qui s'insérait à la racine du nez et venait contourner le sommet de la tête; les courroies colorées qui, croisant la face, venaient se fixer derrière la tête. Ces moyens étaient si grossiers et si apparents qu'on a dû bien vite y renoncer. Puis on a utilisé les lunettes qui constituent un trompe-l'œil ingénieux et ont l'avantage de pouvoir supporter un poids assez considérable. Elles pourront être utilisées avantageusement chez les malades, dont l'état de la vision exige le port habituel de ces instruments.

2° Fixation par les fosses nasales. — On s'est servi autrefois d'une éponge introduite dans les fosses nasales et qui s'y maintenait en se gonflant. On a justement abandonné ce moyen primitif, car la respiration nasale était gênée et l'éponge s'imprégnait de mucosités qui devenaient bientôt nauséabondes. Elle se pratique aujourd'hui au moyen de tiges ou de ressorts prenant point d'appui sur les parois des fosses nasales, soit les parois externes, soit les parois supérieures et inférieures. Kingsley a présenté un nez artificiel maintenu seulement par deux ressorts: un supérieur s'appuyant sur la face postérieure des os propres du nez, l'autre inférieur sur le plancher des fosses nasales. Ces deux ressorts étaient garnis de rentlements en caoutchouc pour ne pas blesser les tissus sur lesquels ils faisaient pression. Ces ressorts sont un excellent moyen de fixation pour les nez très légers. Il faut, en effet, très peu de force pour soutenir un nez de caoutchouc qui pèse à peine 4 à 5 grammes.

La pression de ces ressorts est donc insignifiante et est très bien supportée. J'ai pu m'en convaincre dans plusieurs cas où j'ai utilisé ce mode de fixation, en le modifiant d'ailleurs. Chez une jeune fille de 18 ans, dont le nez avait été détruit par un lupus, la cloison était restée intacte. Je substituai au ressort unique de Kingsley, deux petits bâtonnets de caoutchouc maintenus par des ressorts en or et venant s'appuyer sur les os propres du nez. En bas, je plaçai un prolongement fixe en forme de fourchette qui venait appuyer sur le plancher des fosses nasales. en se mettant à cheval sur le bord antérieur de la cloison. J'ai suivi cette malade bien des années et je n'ai jamais observé d'accidents, inflammation, gêne ou autre. Je n'insiste pas davantage sur ce mode d'attache qui peut varier à l'infini. Il est excellent, sous deux conditions : que le poids du nez soit très minime et que la pression des ressorts soit très faible. Il convient donc aux nez en caoutchouc ou celluloïd, mais non aux nez en céramique. Pour ceux-ci il faut un point d'appui plus solide. Je l'ai cherché sur la paroi externe des fosses nasales. En 1876, j'ai présenté à la Société des Sciences Médicales de Lyon un malade chez lequel j'avais modifié ainsi le mode de fixation : au moyen d'une perforation à l'emporte-pièce, pratiquée de chaque côté sur les rudiments des cartilages latéraux du nez, j'avais pu fixer un squelette intranasal en caoutchouc parfaitement modelé sur les tissus. Sur ce squelette fut fixé le nez, artificiel en céramique muni d'un ressort qui agissait latéralement de dedans en dehors et déployait une force assez grande sans craindre de comprimer les tissus puisqu'il prenait point d'appui sur le squelette artificiel. Il suffisait de régler la tension du ressort pour assurer une adaptation parfaite. C'est ce malade qui fit, en 1878, le sujet d'une clinique du professeur Verneuil.

3° *Fixation aux dents de la mâchoire supérieure.* — Ce procédé ne peut convenir qu'à quelques cas particuliers. Son utilisation sera surtout indiquée lorsque la lèvre supérieure a disparu en même temps que le nez. Le nez artificiel est alors supporté par une pièce palatine supérieure fixée aux dents et portant une tige verticale qui vient passer au devant de l'épine nasale antérieure ; sur l'extrêmité de cette tige sont montés le nez et la lèvre artificiels qui dissimulent complètement l'appareil. J'ai utilisé ce même mode de fixation, la lèvre supérieure étant intacte. Pour cela, j'ai perforé le cul-de-sac gingivo-labial jusque dans les fosses nasales ; puis j'ai fait passer par cet orifice la tige de sustentation qui venait faire saillie de 1 à 2 cm.

dans les fosses nasales en passant à côté de l'épine nasale antérieure. Le nez artificiel était fixé de la même façon que ceux montés sur obturateurs palatins.

On a prétendu que cette tige, passant sur la face externe de la gencive,devait occasionner une gêne très sensible.Il n'en est rien et je puis,d'après mon expérience, rassurer mes collègues sur ce point, que j'ai cru devoir relever, car c'est un procédé que j'ai employé plusieurs fois avec succès et qui me paraît très recommandable.

4° *Fixation sur un obturateur palatin.* — De tous les modes de fixation, c'est certainement celui qui donne le point d'appui le plus solide. Malheureusement,il ne convient qu'à un nombre très limité de cas : ceux où il existe une perforation palatine faisant communiquer la bouche et les fosses nasales. Baillif est, je crois, le premier qui ait employé ce procédé : en 1826, il donnait la description d'un nez fixé à un obturateur palatin. C'était certainement, à cette époque, un très grand progrès. Aussi, le procédé de Baillif fut-il utilisé par la suite, dans la plupart des cas où existait une perforation.Ainsi firent Schange, Kingsley, Préterre, et bien d'autres. Schange fixait au sommet de la voûte palatine artificielle une tige métallique soudée à angle droit et dont l'extrémité venait faire saillie au niveau de l'auvent nasal; sur cette tige venait coulisser un tube horizontal fixé à la face postérieure du nez artificiel. Lorsque le nez était fixé sur la face, un petit ressort le maintenait dans cette position. Kingsley, dans un cas de perforation large avec absence de la cloison, avait fait dépasser l'obturateur un peu au-dessus du plancher des fosses nasales. Dans cette portion nasale de l'obturateur il avait ménagé, de chaque côté, une rainure antéro-postérieure. Le nez portait une cloison artificielle dont le bord inférieur venait coulisser latéralement dans les rainures. Nez artificiel et obturateur se prêtaient ainsi un mutuel appui, très solide. Préterre, dans un cas où la perforation palatine avait intéressé la partie antérieure des maxillaires, et où l'obturateur venait fournir un point d'appui à la lèvre supérieure, put fixer le nez sur le bord antérieur de la pièce. A cet effet, le nez artificiel portait un double ressort vertical, remontant sur toute la hauteur du nez et articulé à sa partie moyenne. Les extrémités supérieures étaient libres. Les inférieures formaient une pince qui étreignait la tige de sustentation fixée sur le bord antérieur de la pièce buccale. Une simple pression exercée sur la partie supérieure du ressort faisait ouvrir cette pince et permettait d'enlever et de replacer facilement l'appareil. Cette pression s'exerçait sur le nez artificiel, d'où la nécessité de construire cette portion en caoutchouc mou ou incomplètement vulcanisé.

Ces appareils ont été modifiés souvent, de façons plus ou moins heureuses, mais ils constituent trois types autour desquels gravitent tous les autres. Pour ma part, j'ai bien fait cinq ou six modifications sans sortir des principes précédents. En somme, la fixation à un obturateur palatin est, de beaucoup, la meilleure, et elle doit être choisie toutes les fois que l'existence d'une perforation palatine rend son exécution possible ; et quand cette perforation n'existe pas, il peut même y avoir intérêt à la créer artificiellement, selon le procédé préconisé par Aeyräpää. La condition essentielle de ce genre de fixation est qu'elle ne soit pas rigide. En effet, le défaut des fixations rigides est d'immobiliser le nez artificiel dans une positon donnée, et de ne pas lui permettre de suivre les mouvements de la face dans le jeu de la physionomie ; il en résulte que les bords du nez perdent contact, en quelque point, avec les téguments. D'autre part, les mouvements de la mastication se transmettent au nez, qui remonte légèrement chaque fois que la bouche se ferme.

J'ai remédié à cet inconvénient en montant le nez d'abord sur une articulation sphérique, mobile dans tous les sens, puis sur une tige métallique munie d'un ressort à boudin qui peut s'allonger sous l'influence d'une traction pour ramener ensuite le nez à sa position première. On obtient ainsi des mouvements du nez dans tous les sens, ainsi que ceux de projection en avant et en arrière ; le nez peut donc suivre tous les déplacements des téguments sur lesquels il s'applique. On peut arriver au même résultat au moyen d'un dispositif moins compliqué. Il consiste en un ressort de montre fixé à la partie inférieure du nez artificiel et remontant sur toute sa hauteur, puis se recourbant en bas, pour venir se fixer par des vis ou un petit système de fermeture de bracelet au point d'appui choisi comme mode de fixation du nez. Ce ressort, par son élasticité, maintient toujours le nez appliqué contre les parties molles.

Tous les nez artificiels présentent un inconvénient commun qui est l'écoulement, dans leur concavité, des sécrétions nasales et de l'eau provenant de la condensation de la vapeur d'eau de l'air expiré. Ces liquides glissent parfois le long des tissus sous-jacents à l'appareil. On remédie à cet inconvénient en comblant la concavité de celui-ci au moyen d'une poche en caoutchouc mou ou incomplètement vulcanisé. Cette poche sera moulée sur toute la concavité et aussi sur toute la partie antérieure et inférieure de l'ouverture, ne réservant que deux trajets obliques en haut et en arrière qui conduisent l'air à la partie supérieure des fosses nasales, et qui aboutissent à un niveau plus élevé que le plancher de celles-ci.

Grâce à ce dispositif, les produits de sécrétion sont obligés, pour s'écouler, de suivre la voie postérieure ou pharyngienne, et la concavité du nez étant comblée ne pourra plus servir de chambre de condensation pour la vapeur d'eau.

Redressement du nez.

Les déformations du nez sont dues à une altération de son squelette, qui s'est déformé ou a disparu en totalité ou en partie. Elles sont ordinairement le résultat, soit d'un traumatisme, soit d'une lésion syphilitique ou d'un lupus; le squelette tantôt est simplement déformé, tantôt a disparu sur une plus ou moins grande étendue.

Le plus habituellement le nez est effondré à sa base, soit symétriquement, soit asymétriquement. Mais, au point de vue thérapeutique, les variétés n'influent guère sur les méthodes mises en œuvre pour corriger la difformité : toutes sont justiciables de la prothèse qui va servir au redressement. Mais celui-ci peut être opéré de deux façons : redressement brusque ou redressement lent.

Le redressement brusque a l'avantage de rétablir immédiatement la forme du nez. C'est un traitement absolument chirurgical et la prothèse intervient, en quelque sorte, secondairement, sous forme d'appareils de contention pour maintenir le résultat acquis. C'est, pour moi, la méthode de choix chez l'adulte.

Le redressement lent a l'avantage de ne pas nécessiter d'opération préalable. Ce fait a une grande importance chez les jeunes sujets; c'est pour cela que je le préfère chez ces malades. Mais il a l'inconvénient de demander du temps pour obtenir un résultat. Dans ce cas, la prothèse intervient seule comme moyen thérapeutique. Elle n'est plus seulement un moyen de contention, mais un agent actif du redressement.

Redressement brusque. — C'est bien certainement le premier en date. Après une chute ou un coup ayant amené l'effondrement du nez, il était naturel qu'on cherchât à relever les fragments des os propres et des cartilages au moyen d'un instrument rigide introduit par les narines. En exerçant avec la main un mouvement de levier, on soulevait les tissus en cherchant à les ramener en bonne position le plus tôt possible après l'accident.

Pour cela, on se servait généralement d'une forte sonde cannelée, d'un manche d'outil quelconque. Quelquefois on avait de la peine à faire, avec ce procédé primitif, une bonne réduction, et à ramener les fragments à leur position première. Aussi y a-t-il avantage, pour faire cette réduction, à se servir d'une pince spéciale que j'ai présentée au Congrès International de 1900 et qui m'a donné d'excellents résultats, non-seulement pour les fractures récentes, mais même pour les fractures déjà anciennes. Elle peut s'utiliser dans tous les cas d'enfoncement du nez.

La réduction une fois obtenue, on cherchait à la maintenir en plaçant contre la face postérieure du nez, soit de la gutta-percha, soit des tampons de gaze, soit des bourdonnets de coton ou encore une tige de laminaire. Souvent aussi, pour contrebalancer la pression ainsi exercée sur la face postérieure et qui tendait à déformer le nez en sens inverse, on appliquait sur celui-ci une attelle extérieure. Cela fait, on attendait que la cicatrisation se fît dans la meilleure position possible.

Malheureusement, il survenait parfois des déformations secondaires contre lesquelles les chirurgiens ne pouvaient lutter efficacement. Ceux-ci, d'autre part, n'étaient guère favorables au traitement prothétique qu'ils accusaient d'être mal toléré par la muqueuse nasale.

Déjà, en 1868, Kingsley avait tenté de redresser un nez au moyen d'un appareil, mais, par deux fois, sa tentative échoua. Cette pièce prothétique était constituée par un pont en caoutchouc qu'il avait placé sous les parties molles du nez et dont les bords latéraux venaient s'appuyer sur le rebord osseux des fosses nasales ; mais elle n'avait d'autre moyen de fixation que la pression exercée par le nez qui avait été relevé et rabattu ensuite sur l'appareil.

D'autre part, elle offrait trop de surface et, emprisonnée comme elle l'était sous les tissus, elle se trouvait inamovible, donc impossible à nettoyer. Ce sont, sans nul doute, ces défauts multiples qui ont été la cause de son échec.

Dans un autre cas, en 1872, Kingsley fut plus heureux. Il sut profiter habilement d'une large ouverture palatine qui lui permit de placer un obturateur remontant jusqu'à la voûte des fosses nasales qu'il combla ainsi dans toute leur étendue. Cette portion nasale présentait en son centre un large conduit antéro-postérieur qui servait à la respiration ; à la partie antérieure de ce conduit il disposa un prolongement vertical articulé à sa partie inférieure comme un levier dont la petite branche était attirée en arrière par un fil de caoutchouc et dont la grande branche, sous l'influence de cette traction, venait appuyer par deux saillies sur les points déprimés du nez. Etant donné cet ingénieux dispositif, on ne peut douter de l'excellence du résultat que Kingsley a dû obtenir.

Depuis cette époque, d'autres tentatives ont été faites par Sauer et Skogsborg en Allemagne, par Aeyräpää en Finlande, par moi-même en France, et ont donné des résultats satisfaisants.

Les méthodes suivies par Sauer, Skogsborg, Aeyräpää doivent être classées parmi les redressements brusques, parce que souvent ces auteurs ont employé le bistouri et le ciseau. Ayant eu à traiter des nez effondrés par la syphilis, ils ont d'abord détruit les adhérences profondes, libéré les tissus qui pouvaient mettre obstacle au soulèvement, puis placé leurs appareils. Le traitement était donc d'abord chirurgical, puis prothétique; mais la prothèse, bien que secondaire, était néanmoins la condition indispensable de la réussite du traitement.

Ces auteurs, pensant que le résultat serait meilleur si on appliquait un appareil sur toute la face postérieure du nez, ont pris d'abord l'empreinte de cette surface. Ils estimaient, en effet, que si on n'exerçait des pressions que sur les brides cicatricielles, celles-ci les supporteraient mal et qu'il se produirait des ulcérations. Cependant, en lisant leurs observations, on voit qu'ils dérogent souvent à leurs principes. Ils mettent, en effet, un peu de gutta ou de cire sur les points où les brides sont plus accentuées. Il en résulte donc que l'appareil n'appuie guère que sur elles et, en dehors de ces points de pression, la surface du reste de l'appareil devient inutile, non seulement inutile, mais plutôt nuisible, car les surfaces trop étendues empêchent l'écoulement des produits de sécrétion, dont la rétention et l'altération vont déterminer des phénomènes d'infection. Aussi ont-ils été obigés parfois, pour éviter ces complications, de faire cesser, au moins pendant la nuit, le port de l'appareil.

Je ne partage donc pas leurs avis quant à l'étendue à donner aux surfaces de pression. Je crois, au contraire, que, une fois le tissu cicatriciel libéré, il suffit d'un point d'appui solide pour obtenir un bon résultat. Ce point d'appui est très facile à trouver lorsqu'il existe en même temps une perforation palatine, car l'obturateur qu'on devra mettre en place en fournira un excellent. Mais, en dehors de ce cas exceptionnel, le problème devient plus difficile. Sauer, bien pénétré de la nécessité d'avoir un point de résistance solide pour éviter la mobilité de l'appareil, cause principale de l'échec de Kingsley, allait chercher ce point d'appui, en haut, sur le bord inférieur des orbites, en bas sur le maxillaire inférieur. L'absence de sous-cloison et la libération des adhérences du nez lui donnaient une large place pour prendre les empreintes, placer ses résistances au point choisi, et rendre l'appareil plus facilement amovible ; mais ses points de résistance étaient loin d'être parfaits. Bien qu'il eût arrondi les angles de l'appareil, le port de celui-ci devait être intermittent, car la muqueuse n'aurait pu supporter les pressions impunément et sans qu'il survînt une réaction inflammatoire.

Aeyräpää, dans quelques cas, a suivi les mêmes principes que Sauer, mais l'existence de la sous-cloison en rendait l'application plus difficile ; et, faute d'un point d'appui aussi solide, les résultats esthétiques ont été moins bons. Il est évident, en effet, que, les difficultés de la prise de l'empreinte mises à part, l'appareil, pour être mis en place, devait pénétrer par les narines et ne pouvait être plus large que celles-ci ; mais, du fait même de la forme de la cavité nasale, triangle dont la base est en haut, tous les appareils introduits devaient être refoulés vers cette base, c'est-à-dire en arrière vers le vide. Ce refoulement n'aurait pu être évité que par un double ressort venant appuyer en haut sur les côtés de la base, ce qui ne pouvait manquer de déterminer de la réaction inflammatoire. Aeyräpää a bien tenté, dans un cas, d'utiliser un support en caoutchouc mou qu'il pliait pour le faire pénéter dans la narine et qui devait, en se développant à l'intérieur du nez, venir appuyer sur la région à redresser. Mais, étant donnée la forme de la cavité, la pression ne pouvait être bien forte. Aussi le résultat esthétique n'a-t-il pas été aussi satisfaisant qu'il l'eût désiré.

Dans d'autre cas, Aeyräpää a été heureusement inspiré en imaginant de perforer la voûte palatine pour pouvoir venir prendre un point d'appui sur une plaque fixée aux dents. Grâce à cet ingénieux procédé, il a pu bénéficier de la résistance solide que donnent les pièces palatines fixées aux dents. Une perforation très étroite est suffisante, d'ailleurs, puisqu'on n'a besoin, comme support, que d'un fil de platine d'assez faible diamètre. Une seule objection est à faire à ce procédé : n'y a-t-il pas quelque danger à créer ainsi une lésion dans des tissus relativement sains, chez des sujets atteints d'une diathèse dont la guérison est incertaine ? En tous cas, les nombreuses observations d'Aeyräpää ne nous signalent pas d'accidents de cette nature, ce qui porte à croire qu'ils sont bien peu à redouter. Ce procédé paraît donc des plus pratiques et, pour ma part, je n'hésiterais pas à l'utiliser au besoin.

Personnellement, j'ai fait un certain nombre d'appareils de redressement du nez pour les cas les plus divers, avec ou sans soulèvement préalable du nez. Je parlerai d'abord de ceux que j'ai appliqués après redressement chirurgical.

J'avais pensé d'abord qu'un point d'appui pris sur les bords osseux de l'auvent nasal serait largement suffisant. Pour une malade du professeur Ollier j'avais préparé une charpente en aluminium dont les extrémités, en forme de pinces, venaient s'appuyer sur l'angle supérieur et les deux angles inférieurs du rebord osseux. Le professeur Ollier souleva la lèvre supérieure et le nez, au-dessous desquels je glissai la charpente au point choisi et je serrai les pinces sur le rebord osseux. La cicatrisation se fit sans incident et tout alla pour le mieux pendant quelque temps; le résultat esthétique était parfait. Mais bientôt l'appareil fut peu à peu refoulé dans les fosses nasales, si bien que je dus l'enlever. Je crois devoir attribuer cet insuccès à la résorption du rebord osseux saisi dans les pinces, sous l'influence du poids des tissus, de leur mobilisation dans les mouvements provoqués, et de la pression exercée par la rétraction cicatricielle. Cet insuccès démontre, une fois de plus, la nécessité d'un point d'appui solide, fixe, permanent, si on veut obtenir de bons résultats avec ces appareils. Après cet échec, la malade ne voulant pas se soumettre à une nouvelle intervention sanglante, je fis un appareil qui était introduit simplement par les narines. C'était une lame de platine ayant la forme du dos du nez et de la sous-cloison. En haut, elle venait enfourcher les os propres du nez et l'ethmoïde, en bas l'épine nasale antérieure. Une articulation au niveau des portions verticale et horizontale permettait de le replier pour l'introduire. Comme l'appareil avait de la tendance à glisser en bas, j'y ajoutai une lame prolongeant la sous-cloison et qui venait, sur 1 cent. 1/2, s'appuyer sur le plancher des fosses nasales. La fixation fut alors suffisante et, pendant les deux années où je pus suivre cette malade, le résultat se maintint parfaitement. Cet appareil, très mince, presque sans surface, a l'avantage d'éviter une opération. Mais, d'autre part, malgré l'emboîtement des os propres sur leurs deux faces et la prise du point d'appui sur l'épine nasale, son mode de fixation est à peine suffisant. Aussi, je crois qu'il vaut mieux abandonner l'idée de fixer ces appareils par de simples pressions sur les tissus et recourir aux pointes métalliques pénétrant dans les os, comme je l'ai fait pour la rhinoplastie sur appareil prothétique.

J'ai utilisé une fois, en 1874, dans le service d'Ollier, la fixation à un obturateur palatin dans un cas où, après la rhinoplastie, le lambeau avait de la tendance à s'affaisser. Cet appareil de soutien, monté sur une tige fixée à l'obturateur, était formé en avant de deux lames métalliques réunies à leur partie supérieure par une charnière, et à leur partie inférieure par un système permettant leur écartement et la fixation de l'appareil lorsqu'il était en place. Le résultat fut excellent.

Je me suis donc écarté, dans ces restaurations, des procédés utilisés par Sauer et Aeyräpää, en ce que j'ai utilisé, comme moyen de contention, des surfaces assez étroites et que j'ai, comme conséquence, supprimé le moulage de la face postérieure du nez, opération souvent compliquée et difficile lorsque la cloison existe. Les résultats que j'ai obtenus ont été cependant parfaits et durables.

Comme type de redressement brusque, j'ai utilisé, une fois, le procédé suivant qui consiste : 1° à pratiquer une ostéotomie, permettant de libérer les os propres du nez consolidés en mauvaise position ; 2° à maintenir le nez redressé au moyen d'un appareil.

L'ostéotomie fut pratiquée de la façon suivante : par un trou unique fait à la peau, au niveau de la racine du nez, j'introduisis un foret mu par le tour dentaire et je fis une série de perforations, aussi rapprochées que possible, le long du bord supérieur des os propres du nez, à leur articulation avec le frontal. Puis, incisant avec un bistouri, introduit par les narines, la muqueuse nasale sur la face du bord externe de ces os propres, je réséquai avec une mince cisaille la ligne de suture de ces os avec les branches montantes du maxillaire supérieur.

Les os propres n'étant plus que faiblement adhérents au niveau de leur articulation avec le frontal, je les soulevai avec ma pince spéciale. Le redressement obtenu, je maintins le nez en place au moyen d'un appareil que j'ai présenté au Congrès International de 1900. Cet appareil est formé de deux tiges horizontales s'introduisant sur le plancher des fosses nasales de chaque côté de la cloison. Sur l'extrémité antérieure de ces tiges sont articulées, comme les branches d'un compas, deux autres tiges qui peuvent s'écarter des deux premières au moyen d'un levier mis en jeu par une vis. Elles viennent appuyer, par leur bord antérieur, sur la face postérieure du nez. L'appareil est maintenu en place par une pièce, en forme de lyre, qui s'appuie sur tout le pourtour du nez et sur laquelle il est fixé au niveau de la sous-cloison. Le degré de pression est réglable à volonté, au moyen de la vis, ce qui permet d'obtenir exactement le degré de redressement désiré. Grâce à cette pièce extérieure de contention, l'appareil qui tend à être refoulé en arrière, trouve un point de résistance suffisant pour rester en place.

Redressement lent. — En dehors des cas où la prothèse est précédée d'une intervention chirurgicale, il en est d'autres où la prothèse employée seule peut donner d'excellents résultats. L'opération a seulement l'avantage d'abréger la durée du traitement. Avec les appareils employés seuls, il faut du temps pour obtenir la correction de la difformité, d'où le nom de redressement lent qu'on peut donner à cette méthode.

Lorsque la déformation porte seulement sur la partie charnue ou cartilagineuse du nez, elle correspond, le plus souvent, à un affaissement de cette portion. La cloison en ce point est ordinairement élargie et plus épaisse. Il s'agit donc de relever la partie affaissée et de diminuer l'épaisseur de la cloison.

J'ai, pour cela, proposé un appareil constitué par deux lames parallèles de caoutchouc durci réunies, à leur partie antérieure, par un ressort en forme d'U. Ces deux lames s'enfoncent d'avant en arrière dans les fosses nasales par leur extrémité libre de chaque côté de la cloison. A l'extrémité antérieure de ces lames sont articulées deux lames semblables. Elles sont mobiles dans le sens vertical et sont soulevées dans cette direction par un ressort placé près de leur point de réunion aux lames inférieures. Ce ressort est constitué par un fil d'or bien récroui auquel on donne la forme qu'on désire. Les lames supérieures se meuvent donc sur les inférieures comme une lame de couteau sur son manche. Cet appareil agit en prenant point d'appui sur les deux faces latérales de la cloison et sur le plancher des fosses nasales. Les deux lames inférieures, comprimant la cloison dans le sens transversal tendent à diminuer son épaisseur en l'allongeant dans le sens de la hauteur. Les lames supérieures sollicitées par les ressorts, viennent soulever toute la partie antérieure du nez. La combinaison de ces deux mouvements tend donc à donner au nez une forme plus saillante en même temps que plus étroite.

Cet appareil est, on le voit, à peu près semblable à celui que j'ai décrit à la fin du redressement brusque après ostéotomie et qui peut être utilisé aussi pour le redressement lent. Il en diffère en ce que les tiges verticales, au lieu d'être mises en jeu par un levier mu par une vis, sont sollicitées par un ressort qui détermine une pression plus constante, et la permanence de l'effort constitue un avantage incontestable. Pour donner de bons résultats, cet appareil doit être porté de façon continue; on doit l'enlever seulement pendant le temps nécessaire à son nettoyage. D'autre part, la force des ressorts doit être calculée de telle façon que, à aucun moment, le port de l'appareil ne puisse être douloureux.

Le type d'appareil que je viens de décrire peut être modifié diversement suivant les indications. On peut par exemple articuler les lames supérieures sur l'extrémité postérieure des lames inférieures, ce qui est indiqué surtout pour la dilatation des narines et du lobule du nez. D'autres fois les lames supérieures sont remplacées par des bâtonnets de caoutchouc plus ou moins longs; les lames inférieures prennent alors leur point d'appui sur le plancher seulement. Le ressort peut aussi être fixé plus ou moins en avant ou en arrière sur la plaque inférieure. Dans certains cas, lorsque la cloison est déviée, on peut augmenter la largeur des plaquettes inférieures de manière à ce que, pinçant la cloison entre deux surfaces planes, elles la redressent peu à peu. Toutes ces variétés procèdent, en somme, du premier type que j'ai décrit.

Ces appareils, du fait de l'action des lames supérieures s'appuyant sur la face postérieure du nez, ont évidemment une certaine tendance à s'enfoncer en arrière dans les fosses nasales. Cette action est contrebalancée par la résistance du ressort antérieur placé à cheval sur la sous-cloison. Donc, ordinairement, cet accident n'est pas à craindre. Cependant, s'il était nécessaire d'exercer une pression plus forte, et si on craignait que celle-ci n'amenât secondairement des ulcérations de la sous-cloison, on pourrait prendre ses points de résistance sur la face elle même. J'utilise pour cela la plaque de caoutchouc durci en forme de lyre s'appliquant sur le pourtour du nez et que j'ai déjà décrite à propos du redressement brusque.

L'appareil de redressement vient se fixer à cette pièce externe au moyen d'un crochet placé juste au-dessous de la sous-cloison. Cette disposition permet d'éviter de façon absolue, l'enfoncement de l'appareil dans les fosses nasales.

Dans ce même ordre d'idées j'ai préconisé sans, je l'avoue, l'avoir utilisé, le procédé que j'ai employé pour maintenir les nez artificiels au moyen d'une pièce prenant point d'appui sur les dents, et portant des lames verticales qui pénètrent dans les fosses nasales en perforant le sillon gingivo-labial. Sur l'extrémité dorsale de ces tiges, on peut monter avec toute la solidité désirable les appareils de redressement.

Depuis plus de vingt-cinq ans que je les emploie, j'ai obtenu de ces appareils de très beaux résultats. On peut, cependant, leur faire deux reproches. D'abord ils agissent très lentement, puis le ressort antérieur est visible à l'extérieur sous la sous-cloison. Ce dernier inconvénient est négligeable chez les enfants et les jeunes gens, et c'est précisément chez cette catégorie de malades que j'emploie de préférence ce mode de redressement. Je n'hésite donc pas à le préconiser, à cause de l'excellence des résultats que j'en ai obtenus et que j'en obtiens encore dans ma pratique courante.

Tels sont les moyens que nous offre la prothèse pour les redressements de nez. Ils constituent, à mon avis, une méthode très précieuse et qui mérite certainement notre confiance. Elle n'a pas encore dit son dernier mot et je crois qu'à l'avenir on pourra en obtenir plus encore.

Rhinoplastie sur charpente métallique.

L'écueil principal auquel les chirurgiens se sont heurtés dans leurs tentatives de restauration du nez par les méthodes autoplastiques, a toujours été le défaut de soutien du lambeau. On se rend compte de ces difficultés en voyant le nombre des procédés employés, sans grand succès d'ailleurs, pour trouver ce soutien. Là, encore, la prothèse a apporté son concours à la chirurgie et lui a permis, en lui fournissant un squelette solide, de maintenir le lambeau autoplastique.

Dieffenbach, Galezowski, Leisink, d'autres encore, avaient déjà tenté d'insinuer sous le lambeau un soutien en os, en plomb, ou en ambre. Mais tous ces appareils avaient le grand défaut de manquer de points de fixation solides. Insuffisamment maintenus, ils ne tardaient pas à être éliminés. Mikulicz avait tenté de placer sous le lambeau une pièce articulée, mais elle avait le même défaut que les précédentes.

En février 1877, je fis, dans le service de Letiévant, ma première tentative d'application d'une charpente métallique pour soutenir le lambeau autoplastique. Cette charpente était formée de deux lames de platine, l'une représentant l'arête du nez et la sous-cloison, l'autre le rebord des narines, et se croisant en s'unissant au niveau du lobule du nez. Les quatre extrémités de cette charpente portaient chacune une pointe destinée à pénétrer dans les os par des perforations de un centimètre de profondeur exécutées avec un foret. Ces pointes se fixaient, l'une à l'union des os propres du nez et du frontal, la deuxième à l'épine nasale, les deux autres sur les côtés du contour inférieur de l'auvent nasal. On conçoit facilement quelle solidité on peut attendre de ce mode de fixation pénétrant dans le squelette de la face.

Sur cette charpente était rabattu purement et simplement le

lambeau qui s'appliquait sur sa face externe, la face interne restant libre dans les fosses nasales.

D'autres chirurgiens ont conseillé d'enfouir l'appareil entre deux plans de lambeaux. Tels sont le professeur Terrier, M. Chaput, M. Vautrin. Je n'ai pas à juger ici la valeur de ces procédés autoplastiques. L'essentiel c'est d'avoir un lambeau très large, très étoffé, ne se tendant pas sur l'appareil. Pour ma part j'ai, dans ma collaboration avec les chirurgiens lyonnais, placé une quinzaine de charpentes métalliques sous lambeau frontal simple, et cette pratique nous a, le plus souvent, donné des résultats satisfaisants. Ce qu'on peut affirmer, c'est que les charpentes ont toujours été bien tolérées et n'ont jamais amené aucun accident consécutif. Certains de mes malades en sont porteurs depuis plus de quinze ans et le résultat, aujourd'hui encore, est excellent. Je ne veux pas reprendre ici les critiques qui ont été faites à ces appareils. J'y ai déjà répondu dans un article de la *Revue de Chirurgie* de 1899. Je préfère passer en revue les autres appareils qui ont été proposés dans le même but.

Péan, en 1894 a utilisé une charpente en platine fenestré, recouvrant l'auvent nasal et qu'il place simplement sous le lambeau, en insinuant ses bords sous le périoste du rebord osseux du nez. Ce sont là ses seuls moyens de contention, Péan considérant les pointes comme inutiles. Pour lui, les bourgeons charnus, sortant par les trous de l'appareil, devaient venir se greffer entre eux. Il eût été intéressant de connaître le résultat éloigné de cette tentative. Je ne doute pas que cette charpente ne dût être très mobile ou ne se soit mobilisée peu après ; elle devait, dès lors, devenir un corps étranger éliminable. Je reprocherai donc à l'appareil de Péan : sa trop grande surface et, surtout, son défaut de fixation, sa pénétration sous le périoste de la face, créant des culs-de-sac où les sécrétions peuvent séjourner et infecter les tissus.

M. Goldenstein, en 1897, a appliqué une charpente en platine, sur un malade du professeur Berger. Cette charpente présente l'inconvénient d'être fixée par des pinces qui enserrent le rebord osseux de l'auvent nasal. Ce pinces ne permettent pas d'obtenir nue immobilité absolue. Les mouvements de la face, les chocs auxquels celle-ci est exposée doivent amener fatalement la mobilisation. Enfin, la forme même de cette charpente ne doit par permettre au malade de se moucher facilement, car le rapprochement des narines, pressées entre les doigts, est impossible.

Quelles que soient les modifications qu'on fasse subir aux charpentes nasales, que l'on supprime une ou deux branches, qu'on divise la branche verticale en deux parties pour permettre une suture médiane, comme l'a conseillé Vautrin, tout cela n'a que peu d'importance. La seule chose essentielle et *absolument* nécessaire, c'est qu'elle soit fixée solidement dans les os sans qu'aucun mouvement soit possible. Toute charpente ne remplissant pas cette condition n'aura guère plus de valeur que celle de Mikulicz, qui avait du moins l'avantage de pouvoir s'enlever facilement. Les dangers de la fixation par des vis ou des pointes, que redoutaient MM. Péan, Delorme, n'existent pas, du moins je ne les ai jamais observés. Si des chirurgiens les ont vues survenir, c'est que la fixation n'était pas suffisante, qu'il existait des mouvements. C'est cette mobilisation qui est l'origine de l'ostéite. Les expériences que j'ai faites sur les animaux me l'ont surabondamment démontré. L'immobilité absolue est la condition de la tolérance de l'os pour l'appareil.

PROTHÈSE DE L'OREILLE

Comme les nez, les oreilles artificielles peuvent être faites en céramique, en celluloïd, en caoutchouc mou ou dur. Je n'ai jamais employé pour cela le celluloïd, à cause des inconvénients de cette substance sur lesquels j'ai déjà insisté. J'ai fait des oreilles en céramique, mais elles sont assez difficiles à exécuter à cause de la complexité de la forme et, d'autre part, le poids de cette substance est une contre-indication suffisante à son emploi. Un de mes malades, très satisfait d'une oreille en céramique, m'en demanda une en caoutchouc : il voulait réserver la première pour les dimanches, parce que, disait-il, lorsqu'il l'avait portée toute une journée, le moignon qui lui servait de support devenait sensible. Aussi, est-ce au caoutchouc qu'on doit donner la préférence.

L'intérêt de la prothèse de l'oreille réside donc surtout dans le mode de contention de la pièce. Deux cas peuvent se présenter : ou bien tout le pavillon a disparu, ou bien il reste une partie de l'oreille.

Dans les cas où il n'y avait plus trace de pavillon, j'utilisais simplement une tige d'acier qui, partant de l'oreille, montait verticalement sur la tête ; une simple courbure de ce ressort était suffisante pour maintenir la pièce. J'y joignais seulement un prolongement qui pénétrait aussi profondément que possible dans le conduit auditif externe, lorsque celui-ci était suffisamment ouvert.

Lorsqu'il reste un rudiment d'oreille, le moyen de fixation, bien que plus complexe, est beaucoup plus solide. J'ai plusieurs fois perforé ce rudiment et mis un ressort dans la perforation. C'était, avec le prolongement pénétrant dans le conduit auditif externe, un moyen de fixation suffisant. Ce dernier prolongement était parfois formé par un ressort à deux branches que l'on fermait pour le faire pénétrer dans le conduit et qui, une fois en place, s'écartait, les deux branches venant s'appuyer contre les parois du conduit. Si l'on a soin que cette pression ne soit pas trop forte, il ne se produit jamais d'inflammation.

D'autres fois, le rudiment est ramassé sur lui-même et forme un moignon un peu pédiculé. Dans ces cas, je divise tout simplement l'oreille, suivant son épaisseur. Elle s'ouvre comme une boîte pour laisser entrer le moignon qu'elle emprisonne lorsqu'on la referme. Ce moignon, à lui seul, forme un excellent moyen de contention.

On pourrait même, dans certains cas, lorsque le moignon est très mou, l'introduire simplement dans la concavité de l'appareil sans avoir besoin de l'y emprisonner. Ce moyen de contention pourrait être, parfois, très suffisant.

Dans un dernier cas, il manquait seulement la partie inférieure de l'oreille, qui avait été coupée à la hauteur du conduit auditif externe. La pièce représentant la partie manquante une fois établie, j'ajoutai un prolongement qui remontait dans le sillon rétro-auriculaire jusqu'à sa partie supérieure, où il formait un crochet sur le point où s'attache l'oreille. Ce crochet, très court, n'était pas visible. A la jonction de la pièce et du bord de l'oreille qui prenait contact avec elle, montait un autre prolongement qui venait pincer le bord de l'oreille au niveau de la partie moyenne de ces deux branches. J'avais perforé l'oreille et, à travers ce trou, passait un ressort, qui reliait la branche antérieure à la postérieure. Comme complément de fixation, un ressort avait été placé dans le conduit auditif externe.

L'année dernière, Wolfgang Bruck (de Breslau) a publié l'intéressante observation d'une prothèse de l'oreille, très analogue à celle que j'ai décrite, et dans laquelle il a utilisé comme moyen de contention les moignons restants de l'oreille et un prolongement pénétrant dans le conduit auditif externe.

PROTHÈSE DE LA RÉGION ORBITO-OCULAIRE

Je ne m'occuperai pas de la prothèse du globe oculaire lui-même, qui n'est pas de notre domaine. Mais nous pouvons avoir à intervenir pour des lésions des paupières ou de l'orbite et, pour ma part, j'ai traité deux malades dans ces conditions.

J'ai appliqué un appareil chez un malade porteur d'un épithélioma des paupières qui avait envahi la conjonctive, la joue et le nez. Après l'opération, comme les paupières avaient disparu et, par conséquent, ne pouvaient servir à maintenir l'œil artificiel, j'ai construit un petit appareil muni de trois prolongements qui lui donnaient la forme d'un Y. Au centre de la pièce était une tige qui maintenait l'œil artificiel. Les trois branches de l'appareil étaient faites en caoutchouc mou, ce qui permettait de les replier pour faire pénétrer la pièce prothétique dans la cavité orbitaire. A l'intérieur de celle-ci, ces branches se détendaient en venant se loger dans des dépressions de la cavité, ce qui maintenait très exactement tout le système en place. Les paupières, une partie de la joue et du nez furent faits en céramique et imitaient, à s'y méprendre, les portions enlevées.

Le deuxième cas était plus complexe. L'œil droit avait été détruit par une brûlure au vitriol et, au devant de l'orbite, s'était formée une cicatrice tendue qui ne permettait pas la mise en place d'un œil artificiel; au moyen d'un tampon, je dus refouler les tissus, d'abord dans l'intérieur de l'orbite, puis, au moyen d'un appareil, derrière les rebords osseux de cette cavité, de manière à prendre un point d'appui sur ces rebords. J'utilisai pour cela deux pièces en forme d'arc de cercle s'opposant par leurs concavités. L'une portait deux tiges, l'autre deux tubes renfermant chacun un ressort à boudin ; les tiges, coulissant dans les tubes, permettaient de rapprocher les deux arcs l'un de l'autre pour les faire pénétrer jusque derrière les rebords osseux de l'orbite ; puis, une fois en place, les arcs s'écartaient sous l'influence des ressorts et exerçaient ainsi une pression qui déprimait le tissu cicatriciel. Sur cet appareil était fixé l'œil artificiel, ainsi que les paupières dont la supérieure était mobile. Grâce, en effet, à un dispositif particulier, les petits mouvements volontaires qui persistaient au centre de la dépression orbitaire étaient transmis à l'œil et au rebord de la paupière supérieure qui pouvaient ainsi se mouvoir légèrement, ce qui rendait l'illusion plus complète. On comprend facilement que, chaque fois, qu'on peut animer ainsi une pièce prothétique, on change absolument son caractère, et l'on en fait quelque chose de plus que de la prothèse.

PROTHÈSE DE LA LANGUE

Un organe aussi mobile, aussi déformable que la langue n'est, certes, pas facile à remplacer par une pièce de prothèse ayant les mêmes qualités. Cette prothèse semble, d'ailleurs, avoir été très exceptionnellement tentée. J'ai vu, dans Ambroise Paré et dans Delabarre qu'on avait remplacé la langue par un morceau de bois. Cette prothèse devait, il me semble, offrir bien peu d'avantages.

J'ai tenté, pour ma part, de résoudre le problème d'établir une langue artificielle mobile et souple et, grâce à l'emploi du caoutchouc mou, dissous et creux, je suis arrivé à un très bon résultat.

L'appareil était composé de deux pièces, l'une servant de point d'attache, l'autre constituée par la langue elle-même.

La pièce de fixation venait s'appuyer sur le maxillaire inférieur. Elle contournait les dents à leur partie interne. Sur la partie médiane de cette pièce, je fixai un prolongement d'environ 2 cm. de long, en caoutchouc un peu mou, et qui se dirigeait d'avant en arrière, en reposant sur le plancher buccal. A son extrémité postérieure se trouvait un petit anneau destiné à recevoir un crochet placé à la face inférieure de la langue artificielle.

Pour construire celle-ci, je pris d'abord l'empreinte de la cavité buccale; la pièce de fixation étant en place, avec de la cire je modelai une langue en lui donnant une longueur suffisante pour descendre en arrière jusqu'à la hauteur de l'épiglotte. Sur cette langue de cire, je pus faire, avec du caoutchouc mou dissous, une langue creuse à parois très minces et très souples, sauf au niveau de son point d'attache, où j'englobai un petit morceau de caoutchouc dur pour soutenir le crochet. Puis, je gonflai cette langue artificielle en la remplissant d'eau aux 9/10e de son volume. Une fois fixée à la pièce inférieure, elle était aussi facile à enlever qu'une pièce dentaire ordinaire. Elle était remarquable par sa souplesse, grâce à la minceur de ses parois; cette minceur était accentuée, surtout à la partie inféro-postérieure, pour que l'organe pût se mouler sur le plancher buccal. Elle obéissait aux mouvements transmis par les muscles sus-hyoïdiens, et le malade pouvait la projeter un peu au dehors.

Je n'ai pas la prétention de dire que cette langue artificielle fonctionnait aussi bien que l'organe naturel. Du moins, l'infirmité du malade était très atténuée, car il ne perdait plus sa salive, mangeait et avalait aisément, et parlait beaucoup mieux.

PROTHÈSE DES LÈVRES

Les lèvres, organes essentiellement musculaires et mobiles, dont la forme change au moindre jeu de la physionomie sont d'une restauration difficile lorsqu'on veut leur procurer une mobilité sinon absolue, du moins relative, leur permettant de donner l'illusion de la vie. Cette restauration se présente rarement à l'état isolé, elle se combine le plus souvent à la prothèse du nez, des maxillaires, ou de la voûte palatine. C'est du moins dans ces cas que j'ai eu pour ma part à la pratiquer. J'en ai fait d'abord en porcelaine, formant une seule pièce avec un nez artificiel. Mais, la rigidité de ces lèvres fait que les aliments se glissent dans le sillon gingivo-labial, et tendent à s'y accumuler. Plus tard, je me suis servi de caoutchouc mou, mais plein, dans un cas de lupus ayant détruit le nez et les deux lèvres. Le nez était fait en caoutchouc dur formant une seule pièce avec la lèvre supérieure faite en caoutchouc mou ; la lèvre inférieure, isolée, également en caoutchouc mou, était fixée à un dentier par un fermoir de bracelet. Ces lèvres épaisses venaient s'appliquer sur les dents et même sur le rebord gingival du dentier et j'évitai par ce moyen la pénétration des aliments entre les dents et les lèvres. Enfin le caoutchouc mou permettait dans une certaine mesure une adaptation plus parfaite des lèvres entre elles.

La malade qui portait cet appareil mangeait très bien et ne parlait pas mal; cependant la prononciation des labiales était un peu défectueuse. On peut obtenir le même résultat avec les lèvres de porcelaine en les doublant de caoutchouc mou.

Malgré ce résultat assez satisfaisant, je dois dire que ces lèvres de caoutchouc mou n'avaient pas une mobilité suffisante; aussi avais-je conçu une modification que je ne pus appliquer à cette malade, pressée de quitter l'hôpital, et que je recommande pourtant, car elle permet de procurer aux lèvres une mobilité et une souplesse qui leur donnent, autant qu'il est possible, l'aspect d'un organe vivant. Cette modification consiste à faire la lèvre en caoutchouc mou, mais creux et gonflé sans tension avec de l'eau. Après avoir déterminé la forme de la lèvre, on établit celle-ci en caoutchouc mou très mince, surtout dans les parties constituant le bord libre, qui doit être le plus mobile. La base de la lèvre, en caoutchouc dur, présente un petit orifice par lequel on gonfle la cavité avec de l'eau sans la remplir complètement, mais en laissant très peu de vide; grâce à cette disposition, une pression exercée sur un point de la lèvre, refoule le liquide, fait gonfler les parties voisines, donne par conséquent à l'organe une forme autre, et ces déformations très diverses communiquent aux lèvres l'apparence de la vie. L'occlusion des lèvres doit être plus parfaite, et je crois pouvoir affirmer que la prononciation serait bien meilleure.

Je n'ai pas eu l'occasion d'appliquer ce procédé pour la restauration des lèvres, mais je l'ai employé pour la langue et j'en ai eu de si bons résultats que je n'hésite pas à le proposer; je crois même que son application pourrait être étendue à bien d'autres prothèses délicates.

OBTURATEURS

Avec les obturateurs, destinés à remédier aux pertes de substance de la voûte palatine, nous rentrons dans le domaine de la dentisterie. Je ne veux pas discuter ici les procédés chirurgicaux de restauration de la voûte palatine et du voile, ni les mettre en parallèle avec les procédés prothétiques. Je me bornerai seulement à l'étude de ces derniers.

Les pertes de substance de la voûte palatine peuvent être congénitales ou acquises. De ces dernières, je ne dirai qu'un mot, car leur traitement prothétique n'offre aucune difficulté : une simple plaque ou un voile mou suffit, le plus souvent, à corriger, de façon parfaite, les troubles fonctionnels qu'entraîne la lésion. Ce fait s'explique aisément par l'existence de muscles déjà préalablement éduqués, et la défectuosité de la parole tient bien plus, dans ces cas, aux conditions mécaniques insuffisantes qui résultent de la lésion qu'au jeu anormal des muscles. Il suffit donc de rétablir ces conditions mécaniques en supprimant la communication entre la bouche et la cavité naso-pharyngienne pour que l'articulation des sons redevienne aussi pure qu'auparavant.

Les pertes de substance congénitales offrent des difficultés de traitement autrement complexes, et le rétablissement des conditions mécaniques normales ne suffit jamais à procurer rapidement un résultat fonctionnel satisfaisant. C'est que, dans ces cas, l'obstacle principal résulte non seulement de la perte de substance elle-même, mais surtout de l'atrophie des muscles, de leur éducation nulle ou défectueuse ; si bien que, même avec un bon appareil, on obtient un résultat insignifiant, au point de vue de la parole. Le traitement prothétique doit donc toujours être suivi d'une période de rééducation de la parole, nécessaire pour obtenir un bon résultat final, mais qui, à elle seule, serait insuffisante. J'ai bien vu des enfants arriver à parler sans appareils, mais le fait est exceptionnel. Dans un cas de ce genre, j'ai pu observer que les cornets, généralement atrophiés dans les cas de gueule-de-loup, se trouvaient, au contraire, hypertrophiés et venaient oblitérer en partie la perte de substance. Ainsi, dans un cas de division complète avec bec-de-lièvre, j'ai pu voir la restauration simple de la lèvre permettre une articulation d'une correction parfaite, grâce à l'oblitération presque complète de la fente palatine par l'hypertrophie des cornets. Les faits de ce genre semblent donc montrer que la nature peut, jusqu'à un certain point, suppléer à la malformation, et ils nous font prévoir qu'il est possible d'obtenir d'excellents résultats avec des appareils très variés et très dissemblables.

De tous temps, en effet, les malades affligés de la pénible infirmité que constituent les pertes de substance de la voûte palatine, ont cherché à atténuer les troubles qui en résultent pour eux, en oblitérant l'orifice anormal. Aujourd'hui encore, on en rencontre qui se servent, dans ce but, de boules d'étoupe, de coton, de mie de pain, de morceaux de cuir ou de bois et obtiennent parfois, avec ces moyens grossiers, un soulagement appréciable. Il est pénible de penser qu'à l'heure actuelle, un petit nombre de ces malheureux seulement peuvent profiter des bienfaits d'une prothèse qui est presque un luxe. Aussi, faut-il féliciter nos collègues allemands qui se sont ingéniés à construire des appareils simples et à bas prix, accessibles, par conséquent, à un plus grand nombre de ces déshérités.

Dans l'historique des obturateurs, je ne m'arrêterai ni à Pétronius et Ambroise Paré, ni à ceux qui, comme Fauchard, Jourdain, Bourdet et tant d'autres, ont illustré le XVIIIe siècle.

Ce n'est qu'au XIXe siècle qu'on trouve l'ébauche d'obturateurs vraiment pratiques. Delabarre, en 1820, applique le premier un voile mou en caoutchouc. Snell, en 1823, découvre un des meilleurs principes des obturateurs : la mise en mouvement du voile artificiel par les moignons restants du palais mou. C'est encore l'utilisation de ce principe qui, vers 1840, fit le succès de l'obturateur de Stearn décrit dans tous les classiques, mais qui était trop compliqué.

Vers la même époque, Schange, en France, fit un obturateur qui eut moins de retentissement, mais était beaucoup plus simple et qui, aujourd'hui encore, pourrait rendre des services.

Kingsley, en 1864, fit le voile du palais au moyen de deux lames de caoutchouc mou superposées, la supérieure plus longue que l'inférieure et allant jusqu'à la paroi postérieure du pharynx. Entre ces deux lames s'insinuaient les moignons du voile qui maintenaient l'appareil et lui communiquaient leur mobilité. Egalement à cette époque, Préterre que l'école allemande a un peu trop oublié, présenta différents obturateurs avec lesquels il obtint d'assez bons résultats. Préterre imita d'abord l'appareil de Stearn, puis le simplifia beaucoup, au point de le réduire à une simple lame de caoutchouc, garnie d'un rebord pour loger les débris du voile Il alla même jusqu'à faire les ressorts en caoutchouc. Malgré et peut-être à cause de cette simplicité, il eut de beaux succès, car il sut combiner à la prothèse l'éducation de la parole, comprendre sa valeur et insister beaucoup sur son application. J'ai eu l'occasion, au début de ma carrière, de voir quelques-uns de ses malades, et j'ai été vraiment surpris du résultat.

Je rapprocherai enfin de l'obturateur de Stearn celui de Koelliker, de Zurich. Cet appareil est une merveille de mécanique où tous les mouvements sont prévus, et combinés avec les mouvements des moignons du voile. Je suis convaincu qu'il doit fonctionner d'une façon admirable, mais il a le grave défaut d'être trop compliqué et de ne pouvoir être construit que par un véritable artiste.

Tandis qu'en France l'étude des obturateurs restait à peu près stationnaire, elle faisait en Allemagne de rapides progrès : Suersen bouleverse tous les principes antérieurs ; avec lui l'obturateur change de disposition et de forme. Avant lui, on cherchait à remplacer le voile absent par une prothèse présentant avec cet organe le plus d'analogies possible. Le caoutchouc mou vulcanisé en fournissait l'élément principal; on superposait les lames; on ajoutait des bourrelets, des poches pour barrer le passage à l'air, on refaisait les cornets; tantôt le voile se continuait avec la partie dure, tantôt était articulé par une charnière et maintenu par un ressort; et toujours on cherchait à se rapprocher de la nature. Mais souvent ces appareils étaient de construction difficile, ils étaient coûteux et, chose plus grave, s'altéraient souvent très vite. Cependant leur résistance pouvait être rendue plus grande grâce à une bonne vulcanisation, et j'ai placé des appareils qui, portés depuis huit et neuf ans, fonctionnent encore très bien.

C'est certainement le prix de revient élevé et le peu de durée de ces appareils qui engagea Suersen à chercher autre chose. Il employait au début l'appareil de Kingsley. Mais, un jour, il eut à traiter un malade chez lequel le palais mou avait complètement disparu et où il ne restait aucune partie du voile, pour faire mouvoir le voile artificiel. Il remarqua chez ce malade que le constricteur supérieur du pharynx était très développé et formait un volumineux bourrelet, lorsque la lettre A était prononcée. Il eut alors l'idée d'utiliser ce bourrelet, plus connu sous le nom de bourrelet de Passavant, pour faire l'occlusion des fosses nasales. Pour cela, il fallait donner à l'appareil une surface suffisante pour que la saillie musculaire vînt s'y appuyer et réaliser l'occlusion. Suersen ne pouvait plus songer à se servir de lames minces et flexibles. Aussi fit-il l'appareil tout en caoutchouc dur. Il parvint très habilement à prendre l'empreinte en disposant à la partie postérieure de la pièce palatine, une masse de gutta ramollie qui remplissait toute la cavité naso-pharyngienne. Pendant que cette masse était encore molle il faisait parler et déglutir le malade; les saillies musculaires, ainsi produites, venaient s'imprimer d'elles-mêmes sur la gutta. Celle-ci refroidie, l'excès de matière était enlevé et la pièce replacée dans la bouche, pendant deux ou trois jours. Au bout de ce temps la pièce était définitivement régularisée et enfin établie en caoutchouc dur. Le temps difficile dans les cas de ce genre est ordinairement la prise de l'empreinte; grâce au procédé de Suersen-Schrott elle devient simple. Pour ma part, chaque fois que j'ai utilisé ce procédé, il m'a toujours donné la plus grande satisfaction.

L'obturateur de Suersen est donc basé sur un principe entièrement nouveau, puisque c'est sur la paroi postérieure du pharynx qu'il va chercher ses moyens d'occlusion des fosses nasales. Son appareil, pièce palatine et obturateur, forme une seule pièce rigide. La partie postérieure occupe toute la largeur du pharynx, sauf une simple fente servant à la respiration pendant le relâchement musculaire. Les moignons du voile n'ont plus à jouer aucun rôle, le constricteur supérieur devient le seul agent actif; il intervient dans la prononciation de toutes les lettres, sauf m et n, et oblige la colonne d'air à passer par la bouche. Il est possible, cependant, et je me permets de le supposer, que ces débris du voile conservent une certaine influence sur la pureté de la parole.

L'obturateur de Suersen est donc d'une seule pièce et en caoutchouc dur, aussi est-il très facile à construire et en quelque sorte inaltérable; ainsi Suersen a réussi à établir un appareil solide, de longue durée et à un prix très abordable. C'était là son ambition, aussi peut-on le féliciter d'avoir si bien réussi.

Comme on le voit, Suersen ne compte que sur le bombement de la paroi pharyngienne pour assurer l'occlusion des fosses nasales. Ce bombement, d'après les auteurs allemands, serait toujours suffisant pour assurer le fonctionnement de l'appareil. Mais peut-on le considérer comme constant? Pour ma part, parmi les nombreux malades que j'ai examinés, je l'ai constaté une seule fois, sur une malade porteur d'un appareil de Brugger. Cette discordance entre nos observations peut s'expliquer, je crois, par les caractères même de la langue que parle le malade. La langue allemande est essentiellement gutturale et les muscles du pharynx prennent une part importante à l'émission de presque tous les sons; aussi peut-on comprendre aisément le développement de ces muscles. Au contraire, la langue française est très douce, je dirai même que les consonnes gutturales y prennent une prononciation plus moelleuse et c'est peut-être la raison qui nous a conduits à chercher des appareils légers et mobiles. Suersen, toutefois a fort heureusement comblé une lacune et inspiré l'appareil de Schiltsky.

A l'époque de Suersen on était désarmé pour lutter contre la brièveté du voile que l'on constate ordinairement après la staphylorrhaphie, et Suersen en était réduit parfois à fendre de nouveau le voile pour appliquer son appareil. Schiltsky, s'inspirant des données de Suersen, combina un appareil spécial pour les cas opérés. Son appareil comprend, comme celui de Suersen, une pièce palatine et un bloc pharyngien, mais, au lieu d'être en une pièce, il est en deux. Le bloc pharyngien vient s'interposer entre la face postérieure du voile et la paroi pharyngienne, relié seulement à la pièce palatine par une tige ou un ressort qui occupe toute la longueur du voile restauré. L'empreinte est prise par le procédé de Suersen. La pièce palatine est en caoutchouc dur, le bloc pharyngien en gomme élastique, de manière à ce qu'il soit un peu dépressible. Cette substance a l'inconvénient d'être très altérable, aussi ne voit-on pas pourquoi Schiltsky l'a préférée au caoutchouc vulcanisé mou et creux qui eût été, je crois, préférable.

Quoiqu'il en soit, cet appareil constitue un réel progrès et peut rendre de très grands services dans les cas opérés. Cela est d'autant plus à considérer que la staphylorrhaphie se pratique plus souvent aujourd'hui, depuis que Ehrmann l'a rendue plus pratique en la faisant en deux temps. Aussi avons-nous plus souvent l'occasion d'instituer un traitement post-opératoire.

C'est que, en effet, le voile restauré par la staphylorrhaphie est loin de présenter intégralement les qualités du voile normal; en général, il est trop court, très tendu, et rendu rigide par le tissu cicatriciel qui entre dans sa constitution. Aussi, est-il logique de chercher à l'allonger et à l'assouplir. C'est Krouschoff qui, le premier en 1885 eut l'idée de chercher à obtenir ce résultat en exerçant des pressions sur le voile. Pour cela, il fit une pièce palatine en caoutchouc dur et y ajouta un prolongement qui venait recouvrir la face inférieure du voile restauré. Ce prolongement, sollicité par un ressort, venait exercer sur le voile une pression constante qui suffisait à obtenir l'allongement.

Plus tard, Heinrich Brugger, dentiste à Kreuzlingen, remplaça la pression continue par le massage pratiqué deux ou trois fois par jour, pendant quelques minutes; au bout de quelque temps le voile s'assouplit et s'allonge et bientôt commence à se soulever spontanément. A mesure que le voile s'allonge, Brugger diminue son appareil et, dans quelques cas, il a pu le supprimer complètement. Un fait personnel m'autorise à croire qu'il pourra en être souvent ainsi; pour ma part, connaissant ce que peuvent donner ces méthodes dans le traitement des cicatrices, je ne doute pas que l'utilisation du massage dans ces cas, ne soit une excellente innovation et ne donne de très bons résultats. Je dois ajouter que Brugger, en même temps, fait l'éducation de la parole de façon intensive, et personne plus que lui, peut-être, n'a autant insisté sur ce point du traitement. Quant à l'appareil de Brugger, il est identique, comme forme, à celui de Schiltsky, et en diffère seulement en ce que le bloc pharyngien est constitué non plus par de la gomme élastique, mais par du caoutchouc mou vulcanisé entourant un noyau de liège, ce qui donne à la fois plus de solidité et de légèreté à l'appareil Il fonctionne comme celui de Schiltsky et de Suersen.

Brugger a construit aussi des obturateurs pour fissures non opérées. C'est celui de Suersen; mais la partie postérieure, au lieu d'être en caoutchouc durci, est formée par un noyau de liège recouvert de caoutchouc mou, et, au lieu de former un seul bloc, l'obturateur est divisé en deux parties reliées l'une à l'autre par un ressort et une charnière. L'utilisation du liège rend plus facile la construction de l'appareil, mais sans présenter de réels avantages sur les appareils creux auxquels je donnerais la préférence.

Comme on le voit, l'école allemande s'est complétement écartée des principes qui avaient primitivement servi de guide pour la construction des obturateurs, et on doit reconnaître que sa tentative a abouti à un heureux résultat. Il faut être reconnaissant à Brugger d'avoir poussé aussi loin cette étude; ses travaux méritent de notre part la plus grande attention. Pour mon compte, partisan convaincu des méthodes d'assouplissement et d'élongation des tissus cicatriciels, je ne puis qu'approuver sans réserve son heureuse application du massage aux cicatrices du voile après l'opération. Quand au type des appareils allemands, créé par Suersen, je le crois excellent pour les malades de langue allemande chez lesquels le bourrelet de Passavant est très développé, mais je ne pense pas qu'il rende autant de services chez les malades parlant des langues d'origine latine comme le français et l'italien. Aussi ai-je dû faire subir aux appareils de Suersen des modifications dont je parlerai plus loin.

Je dois signaler ici une série d'obturateurs dans lesquels l'occlusion des fosses nasales est obtenue au moyen d'ampoules, de sacs, ou de tambours contenant de l'air et disposés à la partie postérieure d'une pièce palatine. Tel est l'appareil de Krouschoff de Saint Pétersbourg. Brandt (de Berlin) a préconisé un obturateur basé sur le même principe, mais muni d'une petite pompe permettant d'injecter de l'air dans l'ampoule lorsqu'elle se dégonflait.

Parmi les appareils récents, je signalerai celui de Guerini, dont le voile est formé d'une série de lames d'or imbriquées et articulées à charnières ; mais les avantages qu'il tire de sa solidité plus grande ne compensent pas les inconvénients qui résultent et de la difficulté de sa construction, et de son prix de revient élevé. A ce point de vue, les appareils de caoutchouc mou lui seront toujours supérieurs.

L'un des derniers appareils en date est, je crois, celui de M. Delair. Il est basé sur le principe des voiles en caoutchouc mou et fort ingénieusement construit. Ce voile porte un clapet très mobile qui, grâce à sa forme et à ses bords très minces, assure une occlusion parfaite. Je ne doute pas des excellents résultats que doit obtenir M. Delair, mais il les doit surtout à sa tenacité et à l'éducation qu'il donne à ses malades. Il est incontestable que ses leçons orthophoniques intensives sont pour une large part dans ses succès, comme dans ceux de Brugger, et que le résultat est d'autant meilleur que le sujet est plus intelligent.

Un autre appareil, qui date à peu près de la même époque que celui de M. Delair, a été présenté devant la « National Dental Association » à Niagara-Falls, en juillet 1902, par Calvin S. Case, de Chicago.

Cet obturateur, construit aussi sur le principe des voiles en caoutchouc mou, diffère du précédent en ce que, au lieu de chercher à faire les bords du voile très minces, pour qu'ils s'adaptent mieux aux parois du pharynx, il les fait très épais, affectant la forme d'un bourrelet en caoutchouc mou de 6 à 7 mill. de diamètre, qui contourne toute la surface de pharynx, y compris le bord du palais dur; c'est la portion comprise entre ce bourrelet et le palais dur qui est en caoutchouc très mince.

Les mouvements d'élévation et d'abaissement sont communiqués par les moignons du voile qui passent en-dessous du voile artificiel et le soulèvent en se contractant. La portion antérieure de la fissure, au niveau du palais dur, est logée dans une rainure ménagée sur la face antérieure du bourrelet et qui, à elle seule, peut, dans quelques cas, être bien suffisante pour maintenir tout l'appareil en place.

Ce bourrelet offre au pharynx une large surface de contact qui suffit à empêcher l'air de passer lorsque les moignons du voile le soulèvent; si l'empreinte a été prise convenablement, on comprend qu'il puisse très bien remplir ce rôle.

Je n'ai pas eu l'occasion d'essayer cet obturateur; il me semble, cependant, supérieur aux voiles à bords minces. Il aurait, en outre, l'avantage d'être plus facile à construire et d'être moins altérable.

J'ai, jusqu'à ce jour, construit un grand nombre d'obturateurs de différents types. J'en ai imaginé une série basée sur le principe que j'ai déjà longuement décrit pour les prothèses complexes de la face, et qui est de ramener les cavités naturelles à leurs dimensions normales.

Pour remplacer le voile, je me suis servi d'un voile artificiel en caoutchouc mou passant sous les moignons du voile naturel et y étant maintenu adhérent par une épaisseur plus forte de caoutchouc qui agissait comme un ressort.

Ce voile portait, à sa partie supérieure, une ampoule supportée par un pédicule, ampoule dont la convexité postérieure avait été moulée sur la paroi postérieure du pharynx. A l'état normal il existait, entre l'ampoule et le pharynx, une simple fente et les deux parties vénaient en contact lorsque les moignons, sous l'influence de la contraction musculaire, soulevaient l'appareil.

Dans un cas de gueule-de-loup où les cornets étaient très atrophiés et la cloison absente, je disposai sur la face supérieure de l'appareil une cloison du volume d'une cloison normale et sur laquelle je plaçai des cornets. Ceux-ci étaient formés d'ampoules de caoutchouc mou, très minces en arrière où ils allaient jusqu'à la paroi postérieure du pharynx. L'appareil ne laissait donc dans les fosses nasales que les espaces normaux.

J'ai varié ces appareils à l'infini selon les cas et selon les dimensions de la cavité naso-pharyngienne. J'ai dû parfois, pour obtenir un bon résultat, refaire plusieurs appareils et j'ai pu reconnaître que, lorsque j'avais des insuccès, c'est que mes appareils avaient un trop petit volume.

C'est alors que je conçus l'idée de faire des appareils qui, tout en ayant la forme appropriée, pussent se rapprocher le plus possible, comme consistance, des parties molles qu'ils devaient remplacer. Il fallait donc établir un appareil qui, sous un assez gros volume, présentât une souplesse et une mobilité très grandes pour obéir aux moindres contractions des muscles; et qui, en même temps, pût modifier facilement sa forme selon les nécessités des fonctions de ces muscles. J'essayai d'abord d'obtenir ce résultat en utilisant les poches en caoutchouc mou incomplètement gonflées d'eau que j'avais employées pour la prothèse de la langue. Sur la face supérieure d'un voile artificiel mou, fixé à une pièce palatine je plaçais une première poche qui doublait en quelque sorte ce voile. Cette poche communiquait largement avec une autre poche placée au-dessus d'elle. Celle-ci avait, en avant, la forme des cornets des fosses nasales et, en arrière, se moulait sur la paroi postérieure du pharynx. Elle était excessivement mince et faite avec du caoutchouc mou dissous. Le tout était gonflé d'eau sans tension. Grâce à ce dispositif, les moignons du voile, en se contractant, exerçaient une pression sur la poche inférieure. Cette pression faisait refluer le liquide dans la poche supérieure qui venait s'appliquer contre le pharynx et interceptait la colonne d'air. Dès que la contraction ne s'exerçait plus, le liquide redescendait dans les parties inférieures et l'occlusion des fosses nasales cessait. Cette occlusion était, d'ailleurs, strictement et mécaniquement proportionnée comme degré à celle de la contraction musculaire. Cet appareil m'a donné d'excellents résultats qui ne m'ont pas surpris; mais je reconnais qu'ils n'étaient pas meilleurs qu'avec les appareils précédents. Aussi leur difficulté de fabrication me les a fait abandonner.

J'ai alors imaginé l'appareil qui a été présenté par M. Sauvez, au Congrès de Rome. Construit sur le même principe, à savoir, combler autant que possible la cavité naso-pharyngienne, il est constitué d'abord par une pièce palatine en caoutchouc dur et un voile mou ou dur, reliés entre eux par une charnière. Au-dessus du voile est fixée la deuxième partie de l'appareil, destinée à combler en partie la cavité pharyngienne. Elle est formée de trois volets: un médian et deux latéraux. Ceux-ci présentent, sur leur bord externe, une gouttière où viennent se loger les moignons du voile qui vont leur communiquer le mouvement. Ces volets, sur une coupe transversale, offrent une section triangulaire à sommet interne, et la face inférieure de l'un repose et glisse sur la face supérieure de l'autre. Le volet médian offre aussi une section triangulaire à sommet tourné en bas et se logeant dans l'angle formé par les deux volets latéraux; les faces latérales reposent et glissent sur la face supérieure de ceux-ci.

Lorsque les moignons du voile se contractent, ils compriment les volets latéraux qui glissent l'un sur l'autre, par leurs faces inclinées, en refoulant en haut le volet médian qui vient s'appliquer contre la paroi postérieure du pharynx. Dans le relâchement, le volet médian descend par son propre poids, écarte les volets latéraux; ceux-ci reviennent à leur position de repos, et la communication entre le pharynx et la cavité nasale se trouve rétablie.

Cet appareil, très léger malgré le volume des volets qui sont en caoutchouc dur, mais creux, est celui qui, jusqu'à présent, m'a donné le plus de satisfaction. Un de mes malades en est porteur depuis plus de huit ans, la pièce n'a subi aucune altération et fonctionne très bien. La voix est d'une grande pureté et sans nasillement, bien que le malade présente du clichement.

Comme ces appareils offrent quelques difficultés dans leur construction, j'ai cherché à les modifier en les simplifiant. Dans ce but, j'ai fait un appareil complètement rigide, comme celui de Suersen, mais qui, au lieu de se terminer en arrière par une masse cubique, porte en ce point une simple lame de caoutchouc de 2 mill. qui vient prendre contact avec la paroi pharyngienne, au niveau du constricteur supérieur. Cette plaque, à partir du palais dur, passe par-dessus les moignons du voile en s'élargissant sur toute la largeur du plancher des fosses nasales, afin d'empêcher le courant d'air respiratoire de passer par cette cavité. Assez épaisse en avant, où elle comble en partie les fosses nasales, elle s'amincit en arrière pour se terminer, sur son bord postérieur, en une mince lame de caoutchouc mou, qui vient s'appliquer contre la paroi pharyngienne. Les moignons du voile, au lieu de glisser sur les faces latérales, comme dans l'obturateur de Suersen, sont étalés sur sa face inférieure.

L'appareil est d'abord mis en place pendant huit à dix jours. Tel qu'il est construit, l'air est obligé de passer en totalité par la bouche; grâce à cela, au bout de 48 heures, le malade commence à parler assez bien. La voix est très nette, mais prend le timbre qu'on obtient lorsqu'on parle en fermant les narines. Lorsque je juge que les moignons du voile sont suffisamment habitués au contact de l'appareil, je creuse dans celui-ci des dépressions juste aux points où ces moignons viennent s'appliquer pendant la contraction. Ces dépressions se prolongent en avant jusque dans les fosses nasales, ce qui permet au malade de respirer très légèrement par le nez, mais sans qu'il puisse encore faire passer un courant d'air intense, comme dans l'action de se moucher. Après une nouvelle période de quinze jours, j'accentue à nouveau les dépressions où sont logés les moignons du voile et la respiration nasale est alors possible. Dès que le voile se contracte, ces moignons s'appliquent dans la dépression et obturent toute communication avec les fosses nasales. J'ai obtenu ainsi un résultat inespéré.

J'ai donc, pour le moment, abandonné tous les voiles mous, clapets, ampoules, pour en revenir à l'appareil d'une seule pièce, genre Suersen, mais moins volumineux. Je me suis attaché à rendre aux moignons leurs fonctions physiologiques, en disposant autrement leurs points de contact, c'est-à-dire en leur offrant un point d'appui. L'utilisation directe de ces moignons dans la formation du son, donne à celui-ci une harmonie plus douce et plus naturelle. Ce n'est plus l'appareil qui vibre et va au devant du muscle, mais le muscle qui conserve son jeu normal et prend simplement appui sur l'appareil. En très peu de temps, les muscles parviennent à s'acquitter merveilleusement de leur nouvelle fonction.

Je n'ose pas dire encore que je considère cet appareil comme le meilleur, car je n'en ai pas une expérience suffisante. Mais, dans les deux cas où je l'ai employé, j'ai obtenu, en moins de temps et avec moins de peine, un résultat satisfaisant, surtout chez des malades qu'on ne pouvait songer à soumettre à l'éducation orthophonique.

J'ai fait à peu près de même pour les appareils après staphylorrhaphie, car, dans ce cas, le voile est généralement trop court et laisse passer la colonne d'air. J'ai donc avancé artificiellement la paroi postérieure du pharynx, afin que le voile rétabli puisse trouver, lui aussi, un point d'appui et faire l'occlusion par ses mouvements propres pendant la contraction de ses muscles. Cette contraction, insignifiante au début, devient par la suite suffisante pour assurer un bon fonctionnement.

Cet appareil, comme celui de Schiltsky, est constitué par une pièce palatine et une pièce pharyngienne qui s'applique de façon permanente contre la paroi postérieure du pharynx. Ces deux pièces sont reliées par une mince lame d'or qui passe sur la face inférieure du voile et agit à la façon d'un ressort, en appliquant la pièce pharyngienne contre le pharynx. Pour rendre la mise en place plus facile, cette pièce est réunie par une charnière au ressort en or, tandis que celui-ci est solidement fixé à la pièce palatine : grâce à cet artifice, la pièce pharyngienne, devenue mobile, peut être poussée à la place qu'elle doit occuper sans descendre profondément dans la gorge. Ce petit procédé pourrait être, je crois, employé avantageusement dans la prise des empreintes à la gutta pour la pose des appareils de Schiltsky, ou pour prendre l'empreinte du pharynx nasal en passant derrière le voile. Pour permettre la respiration par le nez, j'établis des dépressions comme dans l'appareil précédent.

Ainsi, par une évolution d'idée analogue, je suis arrivé à peu près aux mêmes résultats que Suersen. La différence essentielle entre ses appareils et les miens tient à ce qu'au lieu de me servir des muscles du pharynx comme agent actif d'obturation, j'utilise les muscles du voile. Chacun d'eux tire son indication du type de la langue parlée par le malade. Il est fort probable qu'en Allemagne mon appareil rendrait moins de services que celui-ci de Suersen, comme, inversement, celui de Suersen donnerait un résultat moins bon chez des malades de langue française. Mais, du fait qu'ils permettent le libre jeu des muscles, ce qui ne peut que contribuer à leur développement, le résultat ne fait que s'améliorer à la longue, car le malade dispose de moyens musculaires de plus en plus puissants.

On peut donc dire, avec Warnekros, que tous les appareils sont bons et, de fait, tous ont donné de bons résultats. Le point capital sur lequel j'ai déjà insisté, c'est de faire suivre l'application de l'appareil d'une éducation orthophonique qui, comme l'ont préconisé Préterre, Brugger et Delair, doit être intensive. Le résultat est alors plus rapide et meilleur. Cependant, je ne conçois pas bien pourquoi M. Delair laisse ses malades huit ou dix jours dans un mutisme absolu. Je doute que les muscles puissent, pendant un temps de repos aussi court, perdre leurs habitudes vicieuses. Mieux vaut, à mon avis, leur enlever la possibilité de se contracter dans la direction vicieuse à laquelle ils sont accoutumés, en fermant temporairement les fosses nasales. Au bout de huit jours d'exercice, lorsqu'ils sont habitués à leur nouvelle position, on peut sans crainte rétablir progressivement la communication. Les huit jours de mutisme absolu me semblent n'être, en réalité, que du temps perdu.

On peut se demander quel est le moment opportun pour la pose des obturateurs.

Pour Suersen, il est préférable d'attendre la 9e ou 10e année, de manière à pouvoir prendre appui sur les premières molaires permanentes. Les tentatives qu'il a faites avant cet âge lui ont donné des succès variables, à cause des mauvaises conditions qu'offrent, comme points d'appui, les molaires temporaires. Parkinson va plus loin encore, et porte entre 14 et 16 ans la limite favorable à l'application des appareils.

Il est certain que les chances de réussite sont d'autant plus grandes que l'enfant est plus développé et plus intelligent. Personnellement, j'ai pu maintenir un obturateur chez un enfant de 4 ans par le procédé suivant : après avoir séparé et emboîté les molaires de chaque côté, je soudai à la face externe de chacun de ces emboîtements une lame d'or recouverte d'une mince couche de caoutchouc vulcanisé. Ces lames se dirigeaient en avant en suivant la face externe des gencives jusqu'à un demi-centimètre du frein de la lèvre et formaient une sorte de pince à pression élastique très légère. D'autre part, la face supérieure de l'appareil présentait un petit prolongement en caoutchouc mou qui, passant par la perforation, venait s'appuyer sur le plancher des fosses nasales. Ces trois points de contention étaient suffisants pour que l'enfant pût supporter l'appareil sans trop de difficultés.

Ces prothèses précoces ne donnent pas, ordinairement, au moins au début, de résultats bien satisfaisants quant à la parole. Mais il n'en est pas de même pour la nutrition. Les enfants n'éprouvant plus de difficultés pour manger et boire, peuvent dès lors s'alimenter très bien et se développer de façon surprenante. Aussi, a-t-on parfois des succès merveilleux chez des enfants chétifs à nutrition insuffisante ; quant à la parole, ce n'est que lorsque l'enfant est plus développé intellectuellement et qu'on peut le soumettre à l'éducation orthophonique que l'on aura des résultats satisfaisants. Mais je suis convaincu que, dans ces cas, si l'on fermait complètement les fosses nasales pendant quelque temps, l'enfant arriverait plus rapidement à bien parler.

PROTHÈSE DE LA CAVITÉ PHARYNGIENNE

Si la cavité pharyngienne ne nous offre guère l'occasion d'utiliser les prothèses de remplacement, du moins les lésions de cette région peuvent-elles bénéficier de la prothèse de contention ; celle-ci peut rendre, en effet, de grands services, soit pour agir activement sur des tissus cicatriciels, soit pour maintenir les résultats obtenus par une opération sanglante. J'ai eu l'occasion de l'appliquer dans deux variétés de lésions : dans les rétrécissements de la portion inférieure du pharynx et dans les symphyses vélo-pharyngiennes.

a) Rétrécissement du pharynx inférieur.

En 1886, D. Mollière fit une trachéotomie à un malade porteur d'un rétrécissement syphilitique du pharynx qui avait déterminé des accidents asphyxiques. L'ouverture pharyngienne n'était représentée que par un petit orifice de deux à trois millimètres, dont je voulus tenter la dilatation au moyen d'un appareil. Celui-ci était constitué par une plaque palatine, fixée aux dents et recouvrant tout le palais. Au milieu de cette plaque était fixé, par une vis, un ressort formé par un fil d'or bien récroui mais faiblement tendu. Ce ressort affectait la forme d'un compas dont les deux branches recourbées, plongeant dans le pharynx, tendaient sans cesse à s'écarter. Ces branches se terminaient inférieurement par deux prolongements en caoutchouc demi-dur qui pénétraient dans le rétrécissement et, par leur tendance à s'écarter sous l'action du ressort, faisaient de la dilatation. Cette tentative ne fut guère brillante comme résultat. Elle me démontra du moins deux points essentiels : 1° qu'on pouvait se servir des dents pour maintenir des appareils dans la cavité pharyngienne ; 2° que ces appareils étaient bien supportés. Je disais à cette époque que ces appareils rendraient de plus grands services s'ils étaient appliqués après section du rétrécissement au bistouri. C'est, en effet, ce que je pus constater plus tard chez un malade de M. le professeur agrégé Vallas, qui avait subi l'extirpation d'un rétrécissement syphilitique du pharynx par la voie transhyoïdienne. Après l'opération, je mis en place un appareil de même type que le premier que j'avais utilisé, mais plus volumineux puisque, fermé, il avait au niveau du rétrécissement dix-huit millimètres d'épaisseur et treize millimètres dans le sens antéro-postérieur. Mis en place, il déterminait sur l'orifice à dilater un écartement de trois centimètres. Le malade pouvait manger, avaler, parler très facilement. Pendant les années où il pût être suivi, le résultat se maintint très bon.

J'ai eu une autre fois l'occasion d'appliquer cet appareil avec le même succès.

b) Symphyse vélo-pharyngienne.

Depuis longtemps les chirurgiens de tous les pays ont cherché à lutter conte cette affection si rebelle qu'est l'adhérence cicatricielle du voile du palais à la paroi pharyngienne. La plupart de ces essais ont été pour ainsi dire infructueux, car, après la libération sanglante des adhérences, celles-ci se reproduisaient au cours de la cicatrisation. C'est en 1887, qu'Hartmann (de Berlin) a, le premier, je crois, essayé d'interposer un appareil prothétique entre le voile du palais et la paroi pharyngienne, après libération au bistouri du voile et des piliers. Sa tentative échoua, car l'appareil ne pût être supporté. C'est seulement en 1893, que M. Albertin, chirurgien des hôpitaux de Lyon me proposa d'essayer à nouveau la prothèse.

L'échec d'Hartmann m'avait surpris, car la région du pharynx nasal supporte ordinairement assez bien les corps étrangers. J'étudiai donc, à nouveau, un appareil qui pût être bien toléré. L'expérience m'avait appris qu'un appareil de prothèse ne doit jamais opposer aux tissus une résistance brutale. Il fallait donc placer, dans les tissus très mous et très mobiles de la région pharyngienne, une substance molle et élastique, suffisamment résistante cependant, pour *ramener* constamment les tissus dans la situation qu'ils doivent occuper, suffisamment dépressible aussi pour qu'elle n'opposât pas une résistance trop grande aux tissus dans leurs mouvements. Il fallait, en outre, donner à l'appareil la forme de la région. J'obtins celle-ci en moulant toute la cavité pharyngienne sur un cadavre et en donnant à l'appareil la forme et la courbure de la face postérieure du voile. L'appareil fut fait en caoutchouc mou avec des bords renforcés, de manière à maintenir tendue la lame intermédiaire. L'extrémité antérieure se divisait en deux prolongements qui pénétraient dans les choanes en se mettant à cheval sur le bord postérieur de la cloison. Ces deux prolongements se continuaient par des tubes de caoutchouc qui venaient sortir par les narines et permettaient de maintenir l'appareil en place. De l'extrémité postérieure de celui-ci partaient également deux prolongements qui descendaient un peu plus bas que les piliers du voile. L'appareil mesurait 3 cent. de large à sa partie moyenne, 2 millim. d'épaisseur au centre et 4 sur les bords. Après que M. Albertin eut libéré au bistouri la symphyse vélo-palatine, je mis en place mon appareil à l'aide de la sonde de Belloc. Il fut admirablement supporté. Je l'enlevai au bout de quelques mois, et la guérison s'est maintenue complète. Plusieurs années après, la symphyse vélo-pharyngienne ne s'était pas reproduite.

J'ai employé, depuis, plusieurs fois ce procédé et toujours avec un égal succès, sauf dans un cas où l'appareil n'ayant pas été maintenu pendant un temps suffisant, la lésion s'est partiellement reproduite.

PROTHÈSE DU LARYNX

Si la chirurgie doit être reconnaissante à Billroth d'avoir le premier introduit dans la pratique l'ablation totale du larynx, une part de cette reconnaissance doit aller aussi à Gussenbauer, qui essaya de compléter la tentative de son maître en imaginant le premier larynx artificiel qui ait été substitué à l'organe enlevé.

Rendre la parole à des malades que l'opération vouait fatalement à une grave infirmité était une tentative admirable, que son auteur sut mener à bien, non pas certes d'une façon parfaite, mais du moins d'une façon satisfaisante pour un premier essai.

Bien que, par la suite, quelques opérés eussent pu recouvrer, sans appareil, une sorte de parole chuchotée, c'était un résultat immense que d'avoir pu restituer à ces malades la parole à voix haute, et de leur avoir rendu de nouveau la vie sociale possible. Le larynx artificiel de Gussenbauer était sans doute loin d'être parfait, et ce dernier, d'ailleurs, a su en faire lui-même la critique et poser les principes sur lesquels devait être basée la construction de ces appareils.

C'est sur ces mêmes observations, et aussi en s'appuyant sur des considérations toutes personnelles que von Bruns, en 1881, réussit à améliorer beaucoup le larynx artificiel imaginé par Gussenbauer, notamment en formant la canule laryngienne de segments articulés s'adaptant mieux aux mouvements du pharynx — puis, en fermant cette canule au moment des repas au moyen d'un bouchon empêchant la pénétration des aliments dans la trachée — et, enfin, en substituant à l'anche métallique au timbre désagréable, une anche en caoutchouc qui donne un son plus doux.

Depuis von Bruns jusqu'à Julius Wolff, de nombreuses modifications furent apportées aux larynx artificiels, mais ce furent plutôt des complications que des améliorations. Le larynx de Foulis, celui de Labbé et Cadier n'étaient guère plus avantageux que celui de Gussenbauer. D'autres chirurgiens, au lieu d'utiliser le courant d'air expiré par les poumons, se servaient d'air comprimé au moyen d'une poire exprimée par la main (larynx d'Aubry) ou d'un soufflet mu par le bras et pressé contre le thorax (Hochenegg). D'autres, conduisaient les vibrations dans la cavité pharyngienne au moyen d'un long tube pénétrant par le nez ou par la bouche (Gluck, Hochenegg, Stork). Ces instruments étaient, dès lors, bien plus des machines à parler que de véritables larynx artificiels, différant dans leur principe et dans leur exécution des règles tracées par Gussenbauer.

C'est à Julius Wolff qu'on doit d'avoir, après von Bruns, apporté de réelles améliorations à la construction des larynx artificiels, et l'on ne saurait trop admirer l'étude qu'il en a faite en 1892, ainsi que l'ingéniosité de son malade, que sa profession rendait pour Wolff un auxiliaire précieux.

Les progrès réalisés par Wolff consistaient surtout dans l'impossibilité presque complète de la pénétration des mucosités et de la salive dans l'appareil, ce qui permettait le fonctionnement de celui-ci pendant des heures et des journées entières. Dès lors, le patient pouvait soutenir une longue conversation. C'était là un progrès énorme sur l'appareil de Gussenbauer dont l'épiglotte artificielle fonctionnait mal. Wolff parvint à ce résultat en fermant par en haut la canule pharyngienne au moyen d'un tamis qui s'opposait au passage des substances solides ou visqueuses ; mais pendant la durée des repas il utilisait toujours le bouchon de von Bruns.

D'autre part, il allongea la canule phonatrice et raccourcit la canule laryngienne, si bien que l'anche vibrante se trouvait presque sous le tamis, condition essentiellement favorable à la résonnance. Julius Wolff serait même parvenu à permettre au malade de modifier à volonté la hauteur du son.

Néanmoins, jusqu'à présent, malgré les heureux perfectionnements apportés aux larynx artificiels, aucun de ces appareils ne permettait aux malades de boire et de manger sans supprimer la canule phonatrice et sans oblitérer la canule pharyngienne au moyen du bouchon de von Bruns. J'ai supprimé cet inconvénient dans le dernier larynx que j'ai établi et présenté à l'Académie de médecine il y a deux ans. Cet appareil permettait à mon malade de parler pendant le repas.

Tout d'abord, en me guidant sur cette idée déjà émise par Gussenbauer qu'il y a avantage, pour l'ampleur du son, à avoir une canule se rapprochant le plus possible du volume de l'organe enlevé, j'eus soin de mettre en place, aussitôt après l'opération, un appareil en caoutchouc mou, de volume à peu près égal au larynx enlevé. Cet appareil, substitué en quelque sorte au larynx, s'opposa, pendant la période de réparation, à la rétraction cicatricielle, et j'évitai ainsi la sténose qui se serait fatalement produite.

Cet appareil temporaire, véritable prothèse immédiate du larynx, me permit de réserver, jusqu'au moment de la cicatrisation complète, l'espace nécessaire à l'appareil définitif. Ce dernier ne fut mis en place que lorsque la cicatrisation fut tout à fait terminée.

Le larynx artificiel que j'ai construit est ainsi constitué :

1° Une canule trachéale sur laquelle est fixé l'appareil phonateur au moyen d'un anneau dans lequel passe cette canule ;

2° L'appareil phonateur, formé de trois parties :

a) Une caisse de résonnance ayant à peu près le volume du larynx normal, mais aplatie d'avant en arrière. Cette caisse est fermée par en haut au moyen d'une toile métallique fine destinée à empêcher la pénétration des substances solides dans la caisse ;

b) Une anche vibrante montée sur un tube métallique à section rectangulaire ; celui-ci présente sur ses faces antérieure et postérieure des volets de caoutchouc formant soupape, qui s'ouvrent pendant l'inspiration et se ferment dans l'expiration, obligeant alors le courant d'air expiré à passer tout entier dans l'anche vibrante.

Celle-ci est constituée par un tube de caoutchouc mince tendu transversalement, par conséquent aplati dans le sens antéro-postérieur, et limitant, à son extrémité supérieure, une fente transversale de 25 mm. de longueur, ce qui donne au son émis une grande puissance ;

c) Un tube œsophagien qui se détache de la paroi postérieure de la caisse de résonnance à sa partie tout à fait inférieure et déclive, et qui, passant à cheval sur l'éperon trachéo-œsophagien, descend dans l'œsophage. A sa partie inférieure ce tube est fendu en un double bec de flûte qui fait valvule et s'oppose au passage des liquides dans le larynx artificiel, dans les mouvements de régurgitation ou de vomissements.

Enfin une collerette de caoutchouc souple entoure la pièce pharyngienne et, s'appliquant sur les parties voisines, empêche la stagnation des liquides autour de l'appareil et leur donne une direction vers l'œsophage.

Les modifications que j'ai apportées au larynx artificiel offrent les avantages suivants :

1° Elles permettent au malade d'inspirer largement par la bouche et le nez. Le courant d'air inspiré traverse la toile métallique et ouvre largement les volets de caoutchouc du tube rectangulaire portant l'anche vibrante ;

2° Elles permettent au malade de boire et de manger sans toucher à son appareil, de parler, par conséquent, pendant son repas. En effet, au moment de la déglutition, les substances solides sont retenues par la toile métallique. Les liquides peuvent tomber à travers celle-ci dans la caisse de résonnance, mais non dans l'anche vibrante, dont les lèvres sont fermées et qui, d'ailleurs, est isolée au centre de la caisse. Ils viennent donc se réunir dans la partie déclive de la caisse et là s'engagent dans le tube œsophagien qui les conduit dans l'œsophage. La trachée est par conséquent à l'abri de toute pénétration de corps étrangers.

En somme, ce larynx artificiel diffère des précédents par son volume qui permet d'isoler et de protéger l'anche vibrante, et par le tube œsophagien qui permet aux liquides pénétrant dans la caisse de s'écouler dans l'estomac par la voie naturelle de l'œsophage.

Je dois dire en passant que je crois nécessaire de construire spécialement chaque appareil pour le malade auquel il est destiné.

Du reste, la période de perfectionnement est loin d'être terminée : les recherches que j'ai faites sur ce sujet avec la collaboration de mon fils sont des plus encourageantes, non seulement quant à l'appareil lui-même, mais encore quant à la possibilité de changer la tonalité en modifiant la tension de l'anche vibrante. Nous sommes parvenus à mettre cette tension sous l'influence des contractions des muscles périphériques au moyen de deux prolongements en caoutchouc qui, en bas, sont fixés à l'appareil et rattachés dans leur trajet à l'anche, puis qui remontent de quelques centimètres dans la cavité pharyngienne derrière les piliers. Lorsque les muscles se contractent, ils rapprochent plus ou moins ces prolongements de la ligne médiane et ceux-ci, par ce mouvement, tendent ou relâchent l'anche, d'où la modification des vibrations émises. Nous n'avons pas encore utilisé cet appareil chez le malade, mais le succès de nos expériences nous donne beaucoup d'espoir.

PROTHÈSE DES MAXILLAIRES

De toute la prothèse chirurgicale, celle des maxillaires constitue certainement le chapitre le plus important. Les troubles fonctionnels et les déformations consécutives à l'ablation totale ou partielle de ces os sont si sérieux, que la nécessité de leur correction s'est imposée, on peut le dire, à l'esprit des premiers chirurgiens qui la pratiquèrent. Mais il a fallu de longues années pour arriver à perfectionner les méthodes et les appareils employés. Aujourd'hui encore, ceux-ci sont très divers dans leurs principes et leur mode d'application; et, à ce point de vue, l'accord est loin d'être fait parmi nos collègues. Cela s'explique facilement par les multiples indications que doivent remplir ces appareils; les uns répondant à un certain nombre d'indications et pas à d'autres, et inversement. Les divergences tiennent donc surtout à la façon dont chacun de nous apprécie l'importance relative de ces indications; et, suivant qu'il juge que c'est telle ou telle d'entre elles qui est primordiale, le type de l'appareil se trouvera profondément modifié.

L'étude de la prothèse des maxillaires doit être divisée en deux parties : celle du maxillaire inférieur, celle du maxillaire supérieur. La différence de leur situation anatomique et des troubles fonctionnels consécutifs à leur ablation impose cette division.

PROTHÈSE DU MAXILLAIRE INFÉRIEUR

Les troubles consécutifs à l'ablation de tout ou partie de cet os ont été, depuis longtemps, reconnus et étudiés. Ils sont nombreux et graves. On peut, avec Hermann Schroeder, les catégoriser de la façon suivante :

1° Troubles existant immédiatement ou dans les trois semaines après l'opération :

a). Troubles de la mastication et de la déglutition.
b). Troubles de la prononciation.
c). Fixation défectueuse de la langue.
d). Impossibilité de retenir la salive.
e). Déformation esthétique de la face.

2° Troubles consécutifs survenant après la guérison.

a). Déviation des fragments amenant l'articulation défectueuse des dents, et empêchant la mastication.
b). Atrésie de la cavité buccale et gêne des mouvements de la langue.
c). Déformation de la mâchoire supérieure par retrécissement de l'arcade dentaire.
d) Déformation définitive de l'esthétique de la face.

Je ne puis entrer dans le détail de ces altérations : d'ailleurs, leur simple énumération laisse entrevoir les multiples indications que nous avons à remplir. Il nous suffit de savoir que ces malades se trouvent être de ce fait des infirmes ou des difformes qui viennent nous demander le secours de notre art.

Deux méthodes de prothèse s'offrent d'abord à nous. L'une, la plus importante, consiste à remplacer par un appareil la portion d'os enlevée. C'est la prothèse de remplacement qui peut être appliquée tout de suite après l'opération (prothèse immédiate) ou au bout d'un certain temps, soit avant, soit après la guérison (prothèse secondaire).

L'autre, la prothèse de réduction et de contention, est destinée seulement à empêcher ou corriger la déviation des fragments, et peut être employée seule ou, ce qui est le plus fréquent, combinée aux appareils de remplacement. J'étudierai d'abord ces prothèses de contention.

PROTHÈSES DE CONTENTION

Ce sont des appareils destinés à agir sur les fragments à distance de la perte de substance osseuse, pour les ramener ou les maintenir dans leur position normale. Les deux types principaux de ces appareils sont le plan incliné de Sauer et les appareils à ailettes que j'emploie de façon courante. J'y joindrai un appareil à redressement dont je me sers fréquemment, et qui peut rendre de grands services.

Plan incliné de Sauer. — Le plan incliné de Sauer, attribué par Warnekros à Suersen, est constitué par une lame oblique en haut et en dehors, fixée latéralement aux dents du fragment restant, et dont la face interne venant s'appuyer contre la face externe des molaires supérieures dans le mouvement de fermeture de la bouche, attire et maintient le fragment dans sa position normale, et empêche sa déviation en dedans. Ce plan incliné peut donner et a donné de bons résultats entre les mains de Sauer. Hahl déclare qu'il réussit à étirer des cicatrices très résistantes. Il me semble cependant présenter quelques inconvénients :

1° Souvent dans le mouvement d'ouverture de la bouche, les dents supérieures rencontrent le bord supérieur du plan incliné et la bouche ne peut plus se fermer.

2° Les dents supérieures, soumises à la pression du plan incliné, peuvent, à la longue, céder, se dévier en dedans, ou même s'ébranler plus ou moins et amener ainsi une déformation notable de la voûte palatine.

3° Lorsque la déviation du fragment en dedans est très accentuée, on ne doit pouvoir que très difficilement obtenir sa réduction et, d'après Schlatter qui l'a expérimenté, il lui arrive souvent de ne pas atteindre son but.

Appareil à ailettes de Martin. — Pour maintenir le fragment en bonne position, j'emploie un appareil à deux pièces, l'une supérieure, l'autre inférieure. La pièce supérieure recouvre la voûte palatine; elle est maintenue par des lames qui passent de chaque côté entre les molaires; c'est sur ces lames, et appliquée contre la face externe des dents, qu'est fixée une plaque ou ailette quadrangulaire. La pièce inférieure prend appui sur les dents du fragment restant, s'il en existe, ou bien, le plus souvent, est vissée sur le fragment même. Elle porte sur sa face externe une ailette semblable à celle de la pièce supérieure. L'ailette inférieure, placée en dehors de la supérieure, vient glisser sur la face externe de celle-ci dans les mouvements d'ouverture et de fermeture de la bouche. Cette ailette supérieure est suffisamment longue pour ne pas échapper dans le mouvement d'ouverture maximum de la bouche. On dispose les ailettes d'un seul côté dans le cas de résection unilatérale, des deux côtés si on a réséqué seulement la partie antérieure du corps de l'os.

Cet appareil m'a donné, jusqu'ici, de si bons résultats que je l'emploie à peu près dans tous les cas de résection du maxillaire inférieur, en le combinant à la prothèse immédiate. Il ne peut exercer aucune pression nuisible sur les dents.

Les ailettes sont indispensables, surtout dans le cas de résection d'une moitié du maxillaire, pour empêcher la déviation en dedans du fragment restant. Je les utilise encore isolément dans le même but, lorsque la prothèse immédiate est contrindiquée; leur application constitue alors cette variété de prothèse que j'ai appelée anté-opératoire.

Appareil de Mlle Rosenthal. — Mlle Rosenthal, de Liège, a décrit un appareil qu'elle a employé, en 1887, pour empêcher la déviation du fragment restant en cas de résection unilatérale. Il se compose de deux pièces, l'une supérieure, l'autre inférieure, toutes deux fixées aux dents. Elles portent, à leur face externe, l'une une tige, l'autre un tube. La tige pénètre dans le tube, coulisse à son intérieur dans le mouvement d'ouverture et de fermeture de la bouche, et s'oppose au déplacement du fragment.

Cet appareil est à rapprocher de l'appareil à ailettes que j'emploie. Mais je ne crois pas qu'il présente une résistance aussi grande. Je ne sais s'il a été employé de nouveau, il est donc difficile d'apprécier les services qu'il peut rendre.

Appareil externe de redressement. — En 1876, M. le professeur Poncet, alors chef de clinique, me confia une malade à qui le professeur Desgranges avait enlevé une partie du maxillaire, et qui, un mois après, présentait une forte déviation du fragment. J'appliquai alors l'appareil suivant :

Je fis une gouttière moulée sur les dents des fragments restants et les emboîtant ; à la partie antérieure de cette gouttière, je fixai un prolongement antéro-postérieur en fil d'acier, qui venait sortir entre les lèvres en formant une saillie d'environ deux centimètres. Ce prolongement portait un anneau ouvert. D'autre part, je plaçai autour de la tête une couronne en tôle garnie de flanelle ; cette couronne portait, du côté à redresser, une tige qui descendait le long de la joue jusqu'au niveau de la commissure des lèvres ; là elle se terminait par un crochet réuni à celui de la pièce buccale par un anneau de caoutchouc qui, par son élasticité, attirait le fragment en dehors. En trois semaines la réduction était obtenue et l'articulation rétablie.

Je crois que ce redressement par traction élastique est de beaucoup préférable au plan incliné de Sauer : il est aussi simple à construire et agit plus rapidement ; il n'a que l'inconvénient d'être visible, ce qui, en l'espèce, est tout à fait accessoire. Enfin, il n'agit nullement sur les dents de la mâchoire supérieure. Au bout de dix à douze jours, il permet au malade de manger facilement. Il est surtout indiqué dans les cas déjà anciens où la déviation du fragment en dedans est très prononcée, et où l'on ne peut guère espérer la réduction qu'avec un appareil de ce genre, à moins qu'on ne préfère l'obtenir par une intervention sanglante.

Prothèse de remplacement

Envisagée au point de vue du moment de l'application de l'appareil, la prothèse de remplacement peut être divisée en :

Prothèse anté-opératoire.
— immédiate.
— secondaire.

Prothèse anté-opératoire. — J'ai donné ce nom à la prothèse appliquée avant l'opération, lorsque, pour une raison quelconque, on ne pourra pas faire usage de la prothèse immédiate. Elle consiste simplement dans la mise en place d'un appareil à ailettes pendant les jours qui précèdent l'opération. Elle convient surtout aux cas où la perte de substance à faire subir aux téguments est telle, qu'il sera impossible de recouvrir l'appareil avec un lambeau. Dans ces cas, en effet, pour permettre au malade de mastiquer et, par conséquent, de s'alimenter, il y a intérêt à empêcher la déviation du fragment, dont la correction secondaire serait souvent longue et difficile.

L'appareil à ailettes, tel que je l'ai décrit précédemment, est posé avant l'opération. Je le place ordinairement le plus loin possible en arrière, pour le cas où les limites de la résection dépasseraient les prévisions du chirurgien.

Ce genre de prothèse présente un avantage assez important : c'est que, comme on place l'appareil avant l'opération, on peut l'ajuster très exactement. D'autre part, en le faisant porter quelques jours avant, le malade a le temps de s'habituer à la présence de ce corps étranger, et en ressent moins de gêne après l'opération.

Grâce à cet appareil le patient pourra continuer à mastiquer ses aliments, aussitôt après l'intervention, puisque les dents du fragment restant seront maintenues en rapport avec celles de mâchoire supérieure. Si la résection a porté sur les parties antérieures de l'os, un appareil sera placé de chaque côté.

Ce genre de prothèse présente évidemment une lacune : c'est que la rétraction des tissus au niveau de la perte de substance osseuse n'est contrebalancée par rien. Le fragment ne se dévie pas, mais la région opérée se déforme. Aussi faut-il beaucoup de temps pour assouplir secondairement cette cicatrice, et pouvoir mettre un appareil définitif qui permettra de corriger la déformation et de rétablir la fonction du côté opéré.

C'est dans ces cas que les appareils lourds, dont je parlerai plus loin, rendent de précieux services.

Prothèse immédiate. — La prothèse immédiate consiste dans le remplacement immédiat de la portion d'os enlevée, par une pièce prothétique de même étendue, fixée aux fragments restants.

Si, dès le début des résections du maxillaire, l'idée de remplacer la portion d'os enlevée s'est présentée à l'esprit des opérateurs, il n'en a pas moins fallu de longues années avant qu'on eût réussi à corriger ou à empêcher la déformation consécutive. Préterre fut, je crois, le premier, en Europe, qui essaya de faire quelque chose dans ce sens, et encore ses essais furent-ils tentés après la guérison. C'était de la prothèse secondaire, et j'y reviendrai plus tard Néanmoins certaines tentatives de prothèse immédiate furent faites. Et, depuis Nasmyth jusqu'à Verneuil, on s'est ingénié à chercher à remplacer la portion réséquée du maxillaire, soit en interposant un morceau d'ivoire ou de plomb comme Rigal de Gaillac, soit par une plaque d'ivoire fixée aux dents comme Stanley, soit avec de la gutta, comme Ollier et d'autres l'on fait. En 1874, Verneuil frappé des dangers, que fait courir au malade la chute de la langue libérée de ses attaches osseuses, imagina de fixer entre les fragments un arc métallique pour maintenir cet organe en avant. Mais il faut reconnaître que c'était là son seul but : il ne complait pas faire ainsi de la prothèse. D'ailleurs, à cette époque le dentiste collaborait rarement avec le chirurgien, et n'intervenait guère qu'après la guérison opératoire complète.

Mais, depuis, les tentatives se sont multipliées et nous pouvons dire qu'aujourd'hui le problème de la prothèse immédiate est résolu, malgré les divergences qui peuvent séparer les prothésistes.

Je suivrai, dans cet exposé, l'ordre chronologique. Je reviendrai plus tard sur la discussion générale des procédés.

C'est le 13 avril 1878 que je fis ma première tentative de prothèse immédiate, sur une jeune femme à qui Letiévant avait enlevé tout le corps du maxillaire, la section portant derrière les dents de sagesse. Dès que l'os fut enlevé, je le remplaçai par l'appareil que j'avais construit, et sur lequel les lambeaux furent rabattus et suturés. Cet appareil était en aluminium garni de caoutchouc, et avait la forme et le volume de la portion d'os réséquée ; son bord supérieur portait une pièce alvéolaire, tout en caoutchouc, fixée seulement par deux tenons. L'appareil fut assujetti avec des vis dans les surfaces de section. Le résultat esthétique fut, d'emblée, parfait ; et, le soir même, la malade mangeait avec son appareil. La guérison se fit par première intention et sans réaction aucune. Malheureusement, trois mois après, la malade mourut de récidive.

Je pus me rendre compte alors que l'aluminium s'était altéré au contact des tissus et, dans une deuxième tentative, j'abandonnai le métal et fis mon appareil tout en caoutchouc. Depuis, je n'ai pas employé d'autre matière, car, à mon avis, nulle autre ne lui est supérieure, et je l'ai définitivement adoptée dans ma pratique actuelle.

Les critiques qu'on a adressées à cette substance ne sont nullement fondées. Personne ne contestera sa solidité et sa légèreté ; sa stérilisation est aussi facile que celle du métal ; l'usage journalier que nous en faisons pour les pièces dentaires le démontre surabondamment, et l'opinion de Rœse, qui le considère comme poreux, a été réfutée par des autorités compétentes.

Voici de quelle façon je construis mes appareils de prothèse immédiate du maxillaire inférieur :

Sur un moulage d'os maxillaire sec, j'établis d'abord une série de maxillaires en caoutchouc ; au moment de l'opération, j'en prends un que je réduis au besoin, de manière à ce qu'il représente, aussi exactement que possible, la portion d'os enlevée. Dans cet appareil est creusée une série de canaux qui vont s'ouvrir à sa surface, et viennent aboutir, au niveau du bord supérieur, à un tube unique se continuant hors de la bouche par un tuyau de caoutchouc, et permettant de faire de larges irrigations.

J'ai supprimé actuellement la pièce alvéolaire qui n'a guère d'utilité pendant les premières semaines, depuis que, grâce au croisement en X des plaquettes de fixation externe, j'ai pu obtenir une immobilité absolue de l'appareil dans le sens de la hauteur. D'autre part, comme l'appareil est enlevé de bonne heure, la nécessité de rétablir immédiatement la mastication à ce niveau ne s'imposé pas de façon absolue. La suppression de cette pièce alvéolaire est donc une simplification sans inconvénient.

Sur la face interne de l'appareil, et à chaque extrémité, se trouve une plaque métallique.

Ces plaques vont venir s'appuyer sur la face interne des deux fragments. La face externe présente également, à chacune de ses extrémités, deux lames plus étroites qui vont s'appuyer sur la face externe des fragments. A leur extrémité libre, ces lames sont percées de trous par lesquels passeront les vis qui seront enfoncées dans l'os et serviront à fixer l'appareil. Autrefois, je plaçais deux lames à direction parallèle ; aujourd'hui je fais croiser ces deux lames en X, et j'obtiens ainsi une fixation plus solide encore et une immobilité absolue. L'appareil une fois fixé, les lambeaux sont rabattus et suturés. On fait des lavages antiseptiques fréquents par le tube de caoutchouc.

Autrefois, je laissais pendant longtemps en place ce premier appareil : je l'ai laissé jusqu'à dix-huit mois sans grand inconvénient. Je croyais alors que la pose de la pièce définitive en serait rendue plus facile; j'ai reconnu depuis qu'il n'en est rien, et actuellement j'enlève l'appareil dès que la suture est solide, c'est-à dire environ de deux à quatre semaines après l'opération.

Il m'est même arrivé, pour des raisons particulières, de l'enlever huit jours après l'opération et cela sans inconvénients.

L'enlèvement de la pièce est facile à ce moment, à cause de l'ostéite raréfiante qui existe ordinairement au niveau des vis. Il suffit de faire sauter celles-ci en faisant levier à l'aide d'un ciseau introduit entre la lame et l'os. Il faut avoir soin, toutefois, de ne pas enlever l'appareil avant d'avoir pris ses dispositions pour lui substituer la pièce définitive.

Pour cela, on prend l'empreinte de la mâchoire inférieure, y compris le maxillaire artificiel. Sur ce moule on fait une pièce qui prend son point d'appui sur les dents restantes, et dont le bord inférieur est creusé en gouttière pour recevoir le maxillaire artificiel. On donne à cette pièce la hauteur nécessaire pour former le bord alvéolaire. Lorsqu'elle est terminée on l'essaie sur le malade avant d'enlever la prothèse. Quand on est assuré qu'elle s'adapte bien, on enlève la prothèse, on la diminue d'un centimètre à chaque extrémité, puis on la place dans la gouttière de la pièce alvéolaire, à laquelle on la fixe par deux vis. Les deux pièces n'en forment donc plus qu'une, qu'on replace dans la bouche et qui peut s'enlever et se remettre facilement comme un dentier ordinaire.

Pour établir la pièce définitive, on prend l'empreinte du fragment restant ; quand le moule est préparé, on y place la pièce que porte le malade, et on n'a plus alors qu'à enfoncer le tout dans du plâtre nouvellement gâché pour obtenir le moule du bord inférieur de l'appareil dans ses rapports exacts avec le fragment ; sur ce moule rien ne sera plus simple que d'établir l'appareil définitif.

Lorsque la résection a porté sur tout le corps de l'os, il ne reste plus de dents à la mâchoire inférieure pour fixer la pièce définitive. Il suffit alors, pour maintenir celle-ci de la relier par des ressorts à une pièce palatine comme un dentier ordinaire.

Tel est, actuellement, le résumé de ma pratique habituelle, au moins dans ses lignes générales, et pour les cas les plus courants de résection du maxillaire inférieur. Elle peut être modifiée plus ou moins dans ses détails suivant les cas, suivant aussi les lésions contre lesquelles est dirigée la résection. Aussi dois-je parler de la prothèse immédiate après les interventions pour nécrose du maxillaire inférieur.

Ces nécroses sont beaucoup plus graves que celles qui frappent le maxillaire supérieur, car, lorsqu'elles arrivent à déterminer une solution de continuité de l'os, elles entraînent à leur suite tout le cortège des déformations qui sont habituellement la conséquence de cette perte de substance. Mais il faut tenir compte de ce fait que la gaîne périostique, ordinairement intacte, régénère secondairement et au moins en partie la portion d'os disparue.

C'est une donnée capitale dont il faut tenir compte dans l'application de la prothèse. De là la nécessité de réduire peu à peu le volume de la prothèse définitive au fur et à mesure de la régénération osseuse. Ces nécroses peuvent être parfois très étendues, frapper la totalité de l'os ; elles nécessitent alors des prothèses très volumineuses qui vont servir de guide à la néoformation osseuse et complèteront parfois l'insuffisance de cette ossification.

J'ai eu plusieurs fois à intervenir dans ces conditions. D'abord, en 1878, sur un malade de Letiévant chez lequel une nécrose d'origine dentaire avait détruit tout le maxillaire, sauf le condyle d'un côté, le condyle et l'apophyse coronoïde de l'autre. Letiévant n'eut, pour ainsi dire, qu'à cueillir l'os avec une pince. Dans la gaine périostique restante, je plaçai un maxillaire artificiel de même volume. Mais comme je n'avais à ma disposition aucun point de fixation osseux, je le maintins en place au moyen de ressorts fixés à une pièce palatine. Je diminuai l'appareil au fur et à mesure de la régénération osseuse; celle-ci terminée, l'os néoformé était bien plus plat et bien moins haut que l'os normal, mais il n'offrait pas de solution de continuité. La pièce définitive que je plaçai ne différait pas sensiblement dans sa constitution générale d'un dentier ordinaire. Elle était seulement plus volumineuse, sa base plus large s'appuyait solidement sur le bord supérieur de l'os régénéré. La prothèse immédiate, tout en améliorant dans les premiers jours la prononciation et la mastication, avait permis à l'ossification nouvelle de se faire suivant la courbure et la largeur de l'os ancien, et d'empêcher, par conséquent, la déformation de la face qu'aurait causée l'atrésie du maxillaire. Celle-ci se serait produite fatalement si l'ossification secondaire s'était faite sans guide ni soutien.

Dans un autre cas, où la nécrose de la partie droite du corps du maxillaire inférieur avait amené une solution de continuité de l'os avec déviation du fragment gauche en dedans, je ramenai d'abord ce fragment à sa place normale à l'aide de la traction élastique. Puis je plaçai une gouttière qui englobait les dents du fragment gauche et la dent de sagesse du fragment droit. Elle passait comme un pont au-dessus de la perte de substance dans laquelle se fit peu à peu la prolifération osseuse périostique. Celle-ci terminée, je n'eus plus qu'à placer un appareil dentaire ordinaire s'appuyant sur le bord supérieur de l'os nouveau et sur les dents voisines.

Enfin, j'eus à intervenir de façon plus complexe, dans un cas de nécrose bilatérale qui avait isolé complètement un fragment antérieur formé par le corps de l'os ; ce fragment avait été entraîné en masse en arrière. En outre, sous l'influence des muscles abaisseurs, il avait basculé sur lui-même au point d'être, sinon horizontal, du moins incliné à environ 45°.

Je redressai le fragment médian de la façon suivante : je fis une pièce emboîtant les dents de ce fragment ; les deux extrémités de cet appareil se prolongeaient en arrière en passant au-dessus des deux pertes de substance, et en venant s'appuyer sur la face interne des branches montantes, par deux petites plaquettes verticales. Dans le mouvement de fermeture de la bouche, le fragment basculait en sens inverse de sa déviation, et j'obtins le redressement progressif et complet, en augmentant peu à peu l'épaisseur des parties postérieures de la pièce.

J'ai tenu à rapporter ici ces quelques cas de prothèse du maxillaire inférieur pour nécrose, afin de montrer les multiples ressources dont nous disposons, et les variétés très grandes d'appareils qu'on peut construire dans ces cas.

Ayant ainsi exposé les grandes lignes de ma méthode, je dois examiner maintenant les critiques qui lui ont été adressées et les discuter. Elle n'a pas été, en effet, accueillie par tous avec une égale faveur, et si quelques chirurgiens et dentistes, parmi lesquels je citerai Schlatter (de Zurich), Hahl (de Berlin), Fritzche (de Leipzig), Schroeder (de Greifswald), ont bien voulu lui reconnaître quelques mérites et lui accorder quelques éloges, d'autres semblent ignorer jusqu'à son existence, ou bien, comme Bœnnecken (de Berlin), ont dirigé contre elle les plus violentes critiques.

La première critique qui m'a été faite est d'oser placer, au sein même des tissus cruentés, un volumineux corps étranger qui devait fatalement produire de l'inflammation et de l'infection. Je reconnais que mon idée, à première vue, devait paraître très révolutionnaire ; elle allait à l'encontre de toutes les données admises sur la tolérance des tissus cruentés pour les corps étrangers. Il semblait téméraire qu'on osât laisser ce corps en place des semaines et des mois. Ma méthode a donc été condamnée au nom d'une idée purement dogmatique : elle était mauvaise parce que les plaies cruentées ne *devaient* pas tolérer les corps étrangers. Bœnnecken l'a même traitée d'expérience dangereuse. A cette théorie j'ai répondu par des faits, et je crois avoir montré qu'en suivant avec rigueur les principes de ma méthode, on se met à l'abri des accidents qu'on lui reproche. Tous ceux qui sont survenus ont eu pour origine la non-observation rigoureuse de ces principes ou des fautes dans leur application, En réalité, il n'y a aucun danger à appliquer un appareil directement sur une plaie fraîche, si on assure en même temps l'asepsie de cette surface. Examinons maintenant les critiques de détail.

D'abord le volume. J'estime qu'un appareil volumineux est nécessaire si on veut vraiment conserver après l'opération la forme de la région. Si l'appareil n'a pas la forme et le volume de la portion d'os enlevé, il se produira fatalement une déformation secondaire qu'on aura ensuite la plus grande peine à corriger : asymétrie faciale, dépression du menton, etc. Ce principe est d'autant plus indispensable qu'on a affaire à des résections plus étendues, surtout si celles-ci englobent la branche montante. Ces déformations sont plus faciles à prévenir qu'à corriger et, seuls, les appareils volumineux permettent de les éviter.

On aurait pu aussi reprocher aux appareils volumineux de presser sur la ligne de suture et de déterminer sa disjonction qui met à nu l'appareil. Cet inconvénient peut être facilement évité si le chirurgien fait son incision non plus sur le bord inférieur même du maxillaire, mais à un ou deux centimètres au-dessous, et s'il a soin, en cas d'autoplastie, de tailler un lambeau suffisamment large pour que la ligne de suture ne soit pas tiraillée. Les chances de disjonction sont encore diminuées si on fait rigoureusement les lavages antiseptiques qui éviteront l'infection de la ligne de suture. En tous cas, si celle-ci menaçait de s'ouvrir, il vaudrait mieux ne pas attendre sa rupture : il suffira t d'enlever l'appareil et de le transformer en appareil définitif. Dans les ablations larges, il serait préférable, toutes les fois que c'est possible, d'éviter de sectionner complètement la lèvre inférieure. En effet, la section de l'orbiculaire peut déterminer l'affaissement de la lèvre inférieure qui vient glisser sous l'appareil, et on peut avoir, par la suite, quelques difficultés à la rétablir dans sa forme et sa situation normales.

En second lieu, on a fait à mes appareils le grave reproche de ne pas permettre l'antisepsie, surtout dans un milieu aussi infecté que l'est la cavité buccale. Ce reproche pouvait avoir quelque valeur contre mes premiers appareils; mais les canaux d'irrigation dont je les ai pourvus, dès le début de l'application des méthodes antiseptiques, permettent d'éviter l'infection à coup sûr, si les lavages sont faits avec le soin et la régularité nécessaires, car on peut, grâce à ces canaux, inonder, laver, déterger toute la surface de la plaie. Certains de mes collègues ont considéré ces canaux, non seulement comme inutiles, mais même comme nuisibles, car, disent-ils, les bourgeons charnus pénètrent dans les orifices, les bouchent et constituent dans leur profondeur une masse septique. Cet inconvénient n'est pas à redouter si on fait les irrigations sous forte pression au moyen d'un irrigateur Eguisier, ou avec une pression d'eau de 7 mètres, car les bourgeons ne peuvent pénétrer ou bien sont refoulés. Ces lavages ne sont, d'ailleurs, nécessaires que pendant la période de cicatrisation. Dans des cas où j'avais laissé l'appareil plusieurs mois en place, il m'est arrivé, lorsque je jugeais la cicatrisation suffisante, de boucher les canaux au moyen d'une injection de cire fondue, et de faire faire au malade de simples lavages antiseptiques.

On a accusé les lavages précoces de favoriser les hémorrhagies secondaires. Je n'ai vu cet accident se produire qu'une seule fois, sur près de 150 observations que je possède. Aussi je me demande s'ils sont bien la cause de ces hémorrhagies. On pourrait, en tous cas, attendre un ou deux jours avant de les pratiquer dans toute leur rigueur. Je continue donc les lavages précoces. Comme il existe parfois longtemps de la tuméfaction, et que le malade ouvre difficilement la bouche, l'irrigation rend de très grands services, car elle permet de laver largement sans toucher le malade.

En troisième lieu, on a critiqué aussi le mode de fixation par les vis enfoncées dans l'os, et on a dit que l'appareil était difficile à enlever. En réalité, rien n'est plus simple avec la petite manœuvre de levier que j'ai décrite. On ne rencontre de difficultés que si l'appareil est resté longtemps en place et s'il s'est formé autour des vis un peu d'ostéite condensante. Il arrive alors quelquefois que la tête de la vis saute et que la pointe reste dans l'os, mais cela n'a aucune importance; ces petits corps métalliques y sont tolérés de façon parfaite. On ne peut rencontrer de difficulté que dans les cas où l'on a cru devoir fixer l'appareil sur la branche montante, car il est alors difficile d'aborder les vis postérieures profondément placées dans la bouche. On y arrive cependant, en ayant soin de faire sauter d'abord les vis antérieures et d'attirer fortement en avant l'appareil et la branche montante; les vis postérieures deviennent ainsi très accessibles.

D'ailleurs, en général, on n'a pas à appliquer ces vis postérieures, car l'appareil à ailettes suffit à maintenir la pièce en place. Elles ne sont nécessaires que lorsqu'il n'y a pas de dents au fragment restant, et encore peut-on les éviter par un dispositif spécial qui consiste à placer l'ailette sur l'appareil même, à l'aide d'un prolongement.

Un dernier reproche, le plus grave peut-être s'il était réel, a été fait à mes appareils : on les a accusés de favoriser la récidive des tumeurs qui avaient nécessité la résection. J'ai fait justice de ces accusations en montrant, par des faits, que, lorsque la récidive s'est produite, elle ne s'est pas manifestée plus tôt que dans les cas où l'on n'avait pas placé de prothèse, et que la prothèse immédiate appliquée après deux, trois et même quatre récidives, l'a été avec un plein succès, puisque la tumeur, dans ces cas, n'a plus récidivé. Ce qui provoque la récidive, c'est la résection insuffisamment étendue, et n'allant pas très au-delà des limites apparentes de la tumeur. Aujourd'hui, nombre de chirurgiens lyonnais que j'ai pu convaincre des avantages et de l'innocuité de la méthode, sont persuadés que, grâce à elle, on peut, sans inconvénient, augmenter l'étendue de la perte de substance, et ne craignent pas de dépasser très largement les limites de la tumeur. Et l'expérience a montré qu'avec ces résections larges, les récidives sont bien moins fréquentes. Ainsi donc, les appareils de prothèse, non-seulement ne favorisent pas la récidive, mais, au contraire, aident souvent à l'éviter, en permettant de faire sans inconvénients de larges brèches osseuses.

La prothèse immédiate, il faut l'avouer, n'est pas encore entrée, en France, dans la pratique courante et, hors les chirurgien lyonnais, bien peu l'ont définitivement adoptée. A l'étranger, il n'en est pas de même, et, en Allemagne surtout, la prothèse immédiate a été très souvent appliquée, mais avec des modifications telles qu'on en a fait bien plus souvent une prothèse secondaire.

Cependant Kuhns, en 1890, c'est-à-dire douze ans après la communication de Létiévant au Congrès de Paris, voulut bien essayer ma méthode et malgré l'imperfection de ses appareils, il en obtint un résultat qui, dit-il, dépassa ses espérances.

En 1892 Bœnecken dans un travail sur la prothèse du maxillaire inférieur, attaqua très vivement ma méthode, en se basant sur les accidents que j'avais signalés, et sans tenir aucun compte des résultats favorables qui constituaient le plus grand nombre de mes observations. Ces critiques étaient, d'ailleurs, toutes théoriques, et pas une n'était basée sur des faits personnellement observés. J'y ai répondu dans mon mémoire publié en 1893 sur les résultats éloignés de la prothèse immédiate et, d'autre part, elles ont été relevées comme il convenait, par Carl Schlatter, en 1895.

La plupart des appareils de prothèse immédiate appliqués en Allemagne sont basés sur un principe différent du mien. Tandis que j'ai cherché à remplacer la portion d'os enlevé par un corps étranger de même forme et de même volume, en laissant la plaie largement ouverte, en Allemagne au contraire, on s'est efforcé de maintenir les fragments en place avec des appareils aussi peu volumineux que possible. On leur a donné le nom de bandages ou d'attelles. Ce sont bien plutôt des appareils de contention que des pièces de remplacement.

Les chirurgiens allemands cherchent à diminuer le plus possible la plaie opératoire par la suture de la muqueuse, ou bien tamponnent celle-ci avec de la gaze iodoformée pour assurer son asepsie ou son drainage. C'est donc toujours la crainte de l'infection qui domine dans leur pratique, et les oblige à se priver des bénéfices que donne la prothèse immédiate, telle que je la pratique.

Je ne puis passer en revue tous les appareils de prothèse immédiate qui ont été décrits en Allemagne, j'étudierai seulement les principaux.

Le premier en date, celui dont sont dérivés les autres, est l'appareil de Sauer.

Le bandage de Sauer est essentiellement constitué par un arc métallique interposé entre les fragments. Cet arc est établi sur un moule de la mâchoire inférieure pris avant l'opération; il vient, par ses extrémités, se fixer aux dents restantes. S'il n'en reste pas, les deux extrémités de l'arc sont disposées en forme de fourche. Cette fourche, ou bien vient s'implanter dans les surfaces de section de l'os, ou bien est placée à cheval sur ces sections, les deux branches répondant aux faces postérieure et antérieure des fragments; elle est fixée aux os par des boulons ou par des fils métalliques.

La plaie est ensuite tamponnée avec de la gaze iodoformée jusqu'à cicatrisation complète. L'arc métallique est alors enlevé et remplacé par un appareil définitif. S'il ne reste qu'un fragment, Sauer applique son plan incliné pour le maintenir en bonne position. Il est bon de rappeler que Sauer place souvent son bandage dans les jours qui suivent l'opération.

L'appareil de Sauer, malgré son mérite, présente de nombreuses imperfections, et je ne ferai que reproduire ici les critiques formulées par ses compatriotes. De l'aveu même de leur auteur, ces bandages ne réussissaient pas toujours, quand ils étaient placés pendant ou immédiatement après l'opération. Il fallait alors laisser guérir la plaie, puis écarter les fragments au moyen du plan incliné. D'autre part, ce bandage ne pouvait être utilisé que pour les résections du corps de l'os et à la condition qu'il restât des dents aux fragments. Or, dit Schroeder, une seule molaire tout à fait intacte de chaque côté ne suffit pas pour maintenir l'appareil. Les dents peuvent avoir à en souffrir, et je me suis rendu compte dans les essais que j'ai pu faire, que les dents soumises à ces pressions pouvaient se dévier ou s'ébranler, Schroeder les a vues se luxer.

M. André Rosenthal (de Nancy) a de nouveau préconisé, en

1902, la fixation des appareils de prothèse en prenant point d'appui sur les dents. Son appareil, bien que plus moderne et mieux adapté que celui de Sauer, n'en présente pas moins tous les inconvénients de la fixation aux dents que je viens de signaler et qui m'ont fait, depuis longtemps, renoncer à ce procédé.

Je rapprocherai du bandage de Sauer, celui de Hahl qui l'a appliqué, en le modifiant, quarante-cinq fois, en dix ans, sur des malades de la clinique du professeur Bergmann. Dans les résections du corps du maxillaire il emploie le bandage de Sauer fixé aux dents. S'il ne reste pas de dents, il se contente, à la manière de Sauer, d'interposer entre les fragments un arc métallique auquel il donne une certaine largeur pour soutenir les parties molles. Cet arc se termine, à ses extrémités, par une fourchette qu'il enfonce dans le tissu spongieux des surfaces de section. La plaie est tamponnée à la gaze iodoformée, pendant tout le temps de la cicatrisation, de façon à maintenir l'asepsie et à prévenir l'affaissement des parties molles. Au bout de deux à trois semaines, il enlève le bandage et le remplace par un appareil définitif. Si la résection est unilatérale, il fixe le fil seulement à une de ses extrémités et applique immédiatement le plan incliné de Sauer.

Hahl, chez un certain nombre de malades, a employé des appareils de caoutchouc qu'il fixe aux dents selon la méthode de Sauer. Dans quelques cas l'appareil n'est pas fixé, par sa partie postérieure, au fragment restant. Ces deux parties sont simplement en contact. La déviation du fragment est ordinairement prévenue par la section préalable du ptérygoïdien interne, suivant la pratique habituelle des chirurgiens allemands.

Il est facile de prévoir les résultats du procédé de Hahl. Il me semble que la déformation est inévitable, car la gaze iodoformée doit s'opposer bien mal à l'affaissement des parties molles, surtout dans les résections unilatérales. Aussi, dans ce dernier cas, le résultat esthétique n'est-il que relatif, de l'aveu même de son auteur.

Hahl, d'autre part, comme d'ailleurs la plupart des chirurgiens allemands, considère la suture de la muqueuse comme nécessaire ou, au moins, désirable. Je sais bien qu'on diminue ainsi l'étendue de la plaie, que les chances d'infection semblent devoir être moindres et la cicatrisation plus rapide, mais c'est là un argument plus théorique que pratique. La plupart des chirurgiens avec lesquels j'ai collaboré n'en ont pas tenu compte et, quand on résèque un maxillaire pour une tumeur maligne, on peut se demander s'il est sage de vouloir conserver à, tout prix, une muqueuse souvent suspecte et qui peut être le point de départ d'une récidive. La plaie est si vaste qu'un peu de muqueuse de plus ou de moins ne me semble pas avoir grande importance.

Parmi les dérivés du bandage de Sauer, je citerai encore celui de Bœnnecken dont les extrémités, en forme d'ailes, enfourchent les fragments et sont vissées dans l'os. Schlatter reproche à cet appareil sa fixation lâche, l'existence, entre les ailes et la muqueuse, d'un espace où les matières en décomposition peuvent se loger et d'où elles ne peuvent être que très difficilement chassées. Il est difficile de l'adapter exactement à la longueur convenable au moment même de l'opération, surtout si l'étendue de la résection dépasse notablement les prévisions.

L'appareil de Tenison-Lyons est formé par un fil métallique ingénieusement contourné à ses extrémités, de façon à ce qu'elles forment une sorte de fourche emboîtant les fragments. Cette fourche n'a pas d'autre force de contention que la tendance des fragments à se rapprocher. Son mode de fixation est donc manifestement insuffisant, et sa légèreté, son bon marché, son amovibilité ne suffisent pas à compenser un aussi grave inconvénient. C'est, en somme, sous une forme plus légère, l'appareil employé par Stokes qui, lui aussi, a supprimé la suture ou le vissage aux fragments.

Warnekros, dans le service de Gluck, utilise un bandage analogue à celui de Sauer, mais il le laisse tout-à-fait à demeure: soit que, pendant l'opération, il se trouve recouvert entièrement par la muqueuse, soit qu'il se trouve englobé par les tissus pendant la phase de cicatrisation. Cet appareil ne peut évidemment être appliqué que lorsqu'il reste un fragment de chaque côté. J'estime que, dans ces cas, il peut être parfaitement toléré, si on a pu maintenir une antisepsie suffisante pour ne pas provoquer de réaction. Il doit certainement très bien maintenir les fragments en place, mais il doit être insuffisant à empêcher l'affaissement des parties molles, et il doit y avoir certaines difficultés à placer un appareil définitif, surtout s'il ne reste pas assez de molaires pour fixer une pièce passant en pont au-dessus de la brèche osseuse. D'autre part, si on veut appuyer la pièce définitive sur l'appareil enfoui, les tissus interposés seront pincés à chaque mouvement de mastication, deviendront douloureux, s'enflammeront, et on pourra voir survenir l'infection des tissus voisins, la mise à nu de l'appareil et son élimination. Si ces accidents pouvaient être évités, cette prothèse serait, au moins pour certains cas, un procédé idéal, car les expériences que j'ai faites sur l'enfouissement des appareils dans les tissus, m'ont démontré qu'ils pouvaient être indéfiniment tolérés.

Je rapprocherai de l'appareil de Warnekros un autre appareil employé en France, en 1893, par M. Michaël, sur un malade du professeur Péan. L'auteur, enthousiasmé de sa découverte, écrivit à cette époque : « Personne, à notre connaissance, n'avait encore eu l'idée de restituer à la mâchoire sa longueur normale et de faire une restauration par un pont métallique dans les tissus ».

L'appareil est composé de deux fils de platine de longueur convenable, parallèles et distants de 1 cm., réunis l'un à l'autre par des anneaux métalliques soudés. Au milieu de cette pièce, se trouve un écrou taraudé traversé par une vis de 2 cm. de long destinée à servir plus tard de point d'appui pour l'application d'un dentier. Aux deux extrémités de l'appareil sont des œillets par lesquels doivent passer les vis destinées à fixer l'appareil aux fragments restants.

L'appareil de M. Michaël ressemble beaucoup à celui de Guermonpré publié, en 1900, dans la thèse de Glorie. Ce dernier l'a décrit sous le nom de procédé de restauration des apophyses géniennes. Il est constitué par deux fils enroulés en œillets. Les deux extrémités de l'appareil sont fixées dans l'os perforé. L'appareil, tout en maintenant l'écartement des fragments, permet de fixer la langue. C'est, comme le dit fort bien

Glorie, le fil métallique de Verneuil et, plus encore, celui de Després qui, par sa pénétration dans l'os, offrait plus de solidité que celui de Guermonpré. Ce dernier, par son mode de fixation eût très bien pu rester enfoui dans les tissus et y être bien toléré s'il eût été aseptique, tandis que celui de M. Michaël, à cause de la vis perforant la muqueuse, n'aurait pas tardé à être éliminé, la solution de continuité de la muqueuse constituant une porte d'entrée permanente pour l'infection. Enfin, cet appareil, sans avoir la sécurité que donne l'appareil de Warnekros, au point de vue de l'asepsie, présente les mêmes inconvénients pour la pose de la pièce définitive, c'est-à-dire pincement des tissus entre celle-ci et l'appareil enfoui, inflammation, ulcération, infection de ces tissus et, plus tard, infection profonde et élimination de l'appareil.

Comme type intermédiaire entre le bandage Sauer et mes appareils, je dois citer l'appareil de Hausmann constitué, non plus par un fil, mais par une bande de ferblanc courbée selon la forme du maxillaire et percée de trous. Elle est fixée aux fragments au moyen de fils métalliques. Il est certain que ce bandage fournit aux partie molles un soutien bien supérieur au fil de Sauer.

Partsch a modifié l'appareil de Hausmann, en garnissant les bords de caoutchouc pour éviter qu'ils ne fussent coupants. Cette modification a soulevé quelques objections de la part des chirurgiens fervents de l'antisepsie.

Stoppany a imaginé un appareil qui a été appliqué, pour la première fois, par Curt Fritzsche. Il est constitué par une gouttière de métal du volume et de la forme du maxillaire, et ouverte en haut. Cette gouttière est perforée, sur toute sa surface, pour permettre les lavages, et sa cavité est bourrée de gaze iodoformée qu'on change fréquemment. Cette gouttière est fixée aux fragments osseux sains,

Stoppany avait construit cet appareil pour que, préparé à l'avance, il pût être utilisé par le chirurgien au moment opportun, sans que celui-ci fût obligé d'avoir recours au dentiste. Car, à l'inverse de l'opinion de l'Ecole allemande et conformément à la mienne, il considère que la mise en place des appareils fait, en quelque sorte, partie de l'opération. M. Stoppany croit pouvoir simplifier les choses en mettant le chirurgien à même de se passer du concours du dentiste. Je ne partage pas son avis sur ce point, mais, j'estime que, même dans ces conditions, l'application des appareils en caoutchouc sera toujours plus facile que celle d'appareils faits en toute autre matière.

Fritzsche, qui a essayé l'appareil de Stoppany, l'a trouvé trop compliqué et lui a substitué une pièce en étain coulé qu'on place pendant l'opération. Son avantage consiste en ce qu'elle peut être enlevée et remise en place à tout moment car elle ne se fixe pas directement aux os. Elle est fixée au maxillaire par l'intermédiaire de supports qui sont implantés dans l'os par une extrémité, pendant l'opération, et, par l'autre, au maxillaire artificiel. Les deux pièces sont réunies par de petits tenons qu'on enlève et replace à volonté. Cet appareil amovible permet de faire soigneusement les lavages et de surveiller facilement la cicatrisation.

Pour ma part, je préfère de beaucoup ces appareils à ceux de Sauer et à ceux qui en sont dérivés, parce que, non seulement ils maintiennent les fragments en position normale, mais encore ils soutiennent les parties molles et empêchent les déformations qu'entraîne leur affaissement. Cependant on ne peut pas dire que ces appareils soient simples. Fritzsche a mis quarante-sept heures pour établir l'appareil de Stoppany. De plus, la présence de gaze iodoformée dans ce dernier appareil doit être fort désagréable pour le malade.

Quant à l'appareil de Fritzsche, il me semble que le fait de l'enlever et de le remettre dans les premiers jours, chez un malade qui souffre et ouvre difficilement la bouche, doit être certainement compliqué, bien que cette manœuvre soit indispensable pour faire les lavages. Quant à sa fabrication, il est évident qu'on peut couler de nombreuses pièces dans le même moule, et cela rapidement ; mais il me semble que les retouches, au moment de l'opération, doivent être moins faciles qu'avec le caoutchouc.

Enfin, tout récemment, M. Delair a utilisé la porcelaine au lieu du caoutchouc, dans la fabrication des appareils de prothèse immédiate. Les arguments qu'il donne en faveur de cette substance ne me paraissent pas, jusqu'à présent, devoir entraîner la conviction. Le boulonnage qu'il préconise comme moyen de fixation est, depuis longtemps, utilisé en Allemagne et me semble inférieur au vissage, qui est plus simple et plus rapide. En somme, l'appareil de M. Delair, la substance constituante mise à part, présente les plus grandes analogies avec l'appareil de Fritzsche.

L'appareil le plus récemment décrit en Allemagne, et un des meilleurs, à mon avis, est celui qui a été publié, en 1901, par H. Schroeder. Il présente de nombreuses analogies avec celui de M. Stoppany, mais, au lieu d'être en métal, il est en gomme dure. Il a la forme d'une gouttière ouverte, non plus en haut, mais en arrière, et sa concavité est bourrée de gaze iodoformée. Il forme une sorte de coque dont la surface externe et inférieure seule reproduit la forme du maxillaire et soutient les téguments. Le bord supérieur de la pièce est percé de trous pour la fixation de la pièce alvéolaire, dont Schroeder reste partisan. L'appareil est maintenu en place par des ligatures bilatérales. Schroeder, dans la construction de son appareil, a été dominé, comme ses collègues allemands, par l'idée de pouvoir surveiller la surface de la plaie, en vue d'une récidive possible. Or, celle-ci ne se produit généralement ou n'est reconnaissable qu'au bout de quelques semaines, c'est-à-dire à une époque où les appareils provisoires sont ordinairement enlevés. Les appareils définitifs donnent toute garantie, au point de vue de cette surveillance. La prudence de l'Ecole allemande, sur ce point, me paraît donc exagérée, de même que la crainte du contact des appareils avec les surfaces de section, car cette condition se trouve bien rarement réalisée.

Prothèse secondaire. — Cette méthode de prothèse a, comme caractère essentiel, d'être appliquée un certain temps après l'opération, soit avant la cicatrisation complète (on l'appelle alors prothèse médiate), soit lorsque celle-ci est terminée. Il m'a paru, d'après les documents que j'ai rassemblés, qu'elle était pratiquée assez souvent en Allemagne où les appareils de prothèse ne sont placés parfois que quinze ou vingt jours après l'opération.

Préterre, avec Fowler, son associé, semble être le premier qui ait cherché à remédier aux altérations fonctionnelles consécutives aux pertes de substance du maxillaire. Mais il considérait le déplacement des fragments comme une conséquence inévitable et ne cherchait pas à le corriger. Il plaçait simplement une arcade dentaire artificielle en dehors du fragment dévié et venant s'articuler avec les dents de la mâchoire supérieure. Il arrivait, par ce moyen, à faciliter la mastication et, par le soutien fourni aux parties molles et à la lèvre, à améliorer, dans une certaine mesure, l'esthétique de la face.

Kingsley, à la même époque, eut l'idée, dans un cas de perte de substance du maxillaire inférieur par coup de feu, de ramener d'abord les fragments en position normale puis de les maintenir dans cette situation par une gouttière en caoutchouc. Je ne sais s'il appliqua cette idée pour des résections du maxillaire inférieur, mais la tentative que j'ai signalée lui donne incontestablement la priorité de l'idée de corriger la déviation des fragments du maxillaire.

En Allemagne, Suersen, le premier, chercha à empêcher les déplacements des fragments réséqués et employa pour cela différentes méthodes. Parfois, il plaçait à la mâchoire supérieure des capsules en argent fixées aux dents. Ces capsules portaient des ouvertures pour recevoir les dents du fragment de la mâchoire inférieure. Le tout était maintenu par une mentionnière. Ce procédé, dérivé de celui de Stanley, ne pouvait guère servir que lorsqu'il restait des dents aux fragments. D'autres fois Suersen cherchait à prevenir le déplacement par l'interposition entre les fragments de petites baguettes de bois de plus en plus longues.

Sauer, dont j'ai décrit le bandage à propos de la prothèse immédiate, l'appliquait, le plus souvent, quelques jours après l'opération en le combinant, au besoin, avec son plan incliné. D'ailleurs, d'une façon générale, l'école allemande applique souvent la prothèse, non pas immédiatement après l'opération, mais le lendemain ou les jours suivants ; elle considère cela comme une prothèse immédiate, ce qui est acceptable, mais avec cette réserve que la suture du lambeau doit gêner son application, surtout si la lèvre a été incisée.

Comme toute prothèse secondaire suppose une déviation des fragments, elle nécessite, par cela même, deux temps:

1° La réduction du ou des fragments qu'on ramène en leur position normale.

2° La pose de l'appareil définitif.

La réduction s'obtient facilement, soit avec le plan incliné de Sauer, soit avec l'appareil de redressement que j'ai décrit précédemment. La pose de l'appareil définitif ne présente rien de bien spécial. Mais il ne faudrait pas croire qu'une fois celui-ci mis en place on soit tout à fait à l'abri de la déviation des fragments. L'école allemande ne semble pas s'en préoccuper, et cependant elle est fréquente, surtout si la pièce n'a pas de point d'appui bien résistant. Ces déviations secondaires sont surtout à craindre lorsque la branche montante a été fortement intéressée ou qu'elle a été désarticulée. La pièce définitive, insuffisamment maintenue en arrière, ne peut s'opposer à la tendance qu'a le fragment à se porter en dedans, et il peut se produire un certain degré de déformation. Je ne crois pas que, dans ces cas, on ait continué l'usage du plan incliné de Sauer. Quant à moi, je fais toujours porter, avec la pièce définitive, un appareil à ailettes qui s'oppose complètement à la déviation secondaire du fragment. Celle-ci, lorsqu'elle est très légère, peut bien être corrigée, au début, par le malade, dans l'effort qu'il fait pour fermer la bouche, mais, si elle est plus accentuée, cela lui devient imposible et le port de l'appareil à ailettes s'impose, sauf dans le cas où la section du ptérygoïden a été faite au préalable.

Il est enfin des malades qui se présentent à nous avec des déformations déjà anciennes, et chez lesquels le tissu cicatriciel qui unit les deux fragments présente une épaisseur et une résistance très grandes. C'est sur ce tissu que doit porter d'abord notre action, et la première indication doit être d'assouplir et d'allonger cette cicatrice. C'est dans ce but que j'ai utilisé et préconisé les appareils lourds, destinés à agir sur les cicatrices par des pressions continues. Au début, je me contentais de donner un peu plus de volume aux appareils de prothèse secondaire, en augmentant leur hauteur, à des intervalles plus ou moins éloignés, au moyen de lames de caoutchouc durci fixées sur leur bord inférieur. Plus tard, je remplaçais le caoutchouc durci par des blocs d'étain, ce qui rendait l'appareil beaucoup plus lourd. Grâce à leur volume et à leur poids qui, dans certains cas, a atteint 140 grammes, j'obtiens bien plus rapidement l'assouplissement de la cicatrice et son allongement.

Je rapprocherai des appareils lourds un appareil à refoulement que j'ai utilisé chez un malade auquel M. Albertin avait réséqué le corps du maxillaire inférieur avec les parties molles de la lèvre et du menton. Ces derniers furent reconstitués au moyen d'un lambeau pris jusqu'au sternum. Mais il avait été impossible d'appliquer un appareil de prothèse immédiate, de sorte que le menton était fortement aplati, refoulé en arrière, et la cavité buccale très réduite. Je plaçai entre les fragments un bloc de zinc qui fit d'abord céder la cicatrice sur une partie de sa hauteur, ce qui me permit de placer l'appareil à refoulement. Il était formé de deux pièces latérales supportés par les fragments restants et portant chacune, près de leur face interne, une coulisse à direction antéro-postérieure. Ces deux pièces, munies d'aillettes pour maintenir les fragments, avaient été mises en place avant l'opération.

Une troisième pièce, médiane, convexe en avant, avait la forme d'un arc à très court rayon; ses deux extrémités portaient des tiges antéro-postérieures qui pénétraient à frottement dans les coulisses des pièces latérales. Chaque jour j'attirais un peu plus en avant cette pièce antérieure qui refoulait ainsi progressivement les téguments, distendait la cicatrice et reconstituait peu à peu le menton. Bientôt la difformité fut complètement corrigée, et l'appareil de refoulement remplacé par une pièce tout à fait définitive. Ce malade a été revu, cinq ans après, en excellent état.

A quelle variété de prothèse devons-nous donner la préférence? Doit-elle être anté-opératoire, immédiate ou secondaire? Chacune de celles-ci peut répondre, il est vrai, à des indications particulières, mais, à mon avis, on doit toujours préférer la prothèse immédiate toutes les fois qu'elle est possible, c'est-à-dire dans la très grande majorité des cas. La prothèse anté-opératoire est, elle-même, préférable à la prothèse secondaire qui ne constitue vraiment qu'un pis-aller, et qui exige souvent un traitement plus long, d'autant plus hérissé de difficultés qu'elle est plus tardive, et avec des résultats ordinairement inférieurs à ceux de la prothèse immédiate.

Les appareils de prothèse immédiate peuvent être classés sous trois chefs :

1° Appareils réduits à un arc qui maintient l'écartement des fragments, mais ne soutient pas les parties molles, tels ceux de Sauer, de Bœnnecken, de Warnekros, de Tenison-Lyons. Leur principal inconvénient est de corriger insuffisamment la difformité et de ne pas s'opposer à la rétraction des parties molles.

2° Appareils réduits à une lame ou à un plan, tels les premiers appareils de Hahl, ceux de Hausmann, de Partsch. Ils fournissent bien un point d'appui aux téguments, mais ils n'ont pas un volume suffisant pour réserver la place nécessaire à la pièce définitive.

3° Appareils remplaçant la portion d'os enlevée aussi exactement que possible, comme étendue et comme volume.

Cette catégorie comprend deux variétés : les appareils creux, tels que ceux de Stoppany, de Schroeder, et les appareils pleins, tels que les miens et ceux de Fritzsche, de Delair.

Ces deux dernières variétés sont, pour moi, les appareils de choix, ceux qui se rapprochent le plus possible de la réalisation des principes qui doivent nous guider dans la construction des appareils de prothèse immédiate. Ces principes, pour la plupart clairement exposés par Schroeder dans son mémoire, seront comme la conclusion de cette partie de mon rapport, et je ne saurais mieux la terminer qu'en les énonçant.

1° Une pièce de prothèse immédiate doit être faite de manière à pouvoir être appliquée dans tous les cas.

2° Elle doit répondre, en étendue et en volume, à la portion d'os enlevée.

3° Elle doit être fixée de manière à ne pouvoir se déplacer spontanément, mais, par contre, à pouvoir être enlevée facilement en cas de besoin.

4° Elle doit être faite d'une matière aussi compacte que possible, facile à aseptiser et suffisamment résistante pour s'opposer à la traction musculaire et à la rétraction cicatricielle.

5° La substance constituante doit être tolérée par les tissus et inattaquable par les sécrétions.

6° L'appareil doit pouvoir être modifié rapidement au moment de l'opération, pour que sa mise en place n'exige pas trop de temps.

7° L'appareil provisoire en place doit permettre de prendre une empreinte suffisante pour la prothèse définitive.

PROTHÈSE DU MAXILLAIRE SUPÉRIEUR

Les conditions anatomiques qui se présentent à nous après la résection du maxillaire supérieur sont bien différentes de celles qui existent après les résections du maxillaire inférieur. Tandis que ce dernier, très mobile, tend à se dévier sous l'influence des tractions musculaires et des rétractions cicatricielles, le maxillaire supérieur, profondément enclavé dans les os de la face et de la base du crâne laisse après son ablation une vaste cavité dont les parois osseuses et immobiles ne peuvent se rapprocher et se cicatrisent en surface. Cette cavité ne peut se rétrécir que par la dépression des téguments de la face. D'autre part, la communication large entre la cavité buccale, les fosses nasales et le pharynx entraîne, à sa suite, un cortège de troubles fonctionnels sérieux : troubles de la mastication, de la déglutition, de la phonation ; souvent la déformation esthétique est peu accentuée et ce sont surtout les altérations fonctionnelles qui prédominent. De là l'importance et la nécessité de la prothèse chez ces malades.

Elle peut être immédiate ou secondaire. Pour ma part, j'estime que la prothèse immédiate présente de tels avantages qu'on devrait la pratiquer dans tous les cas de résection du maxillaire supérieur.

Appareils de prothèse immédiate. — Les appareils prothétiques que j'emploie après ces résections présentent moins de variétés que ceux que j'ai décrits pour le maxillaire inférieur ; si leur fabrication est plus compliquée, leurs moyens de fixation sont moins complexes, et font, en quelque sorte, partie de notre pratique courante. L'appareil, placé entre des masses osseuses immobiles, pourrait à la rigueur être maintenu seulement par les lambeaux.

Pour la construction, de ces appareils je suis les principes déjà exposés au chapitre précédent. Ils doivent présenter la plus grande légèreté possible. Aussi, sont-ils établis dans leur totalité en caoutchouc. Je prends, avant l'opération, l'empreinte de la mâchoire supérieure du malade, sans tenir compte des déformations qu'elle peut présenter. Puis, sur le squelette, je prends le moule de la face antérieure d'un maxillaire supérieur. A l'aide de ces deux moulages, j'établis alors l'appareil.

Celui-ci est formé de deux parties : l'une, horizontale, faite sur le moule de la mâchoire supérieure du malade, correspond au voile du palais, à la voûte palatine et à l'arcade dentaire. La partie qui correspond à l'arcade dentaire et à la voûte palatine est en caoutchouc durci, l'autre répondant au voile est en caoutchouc mou. Elle recouvre toute la voûte palatine pour ne pas laisser de solution de continuité. Elle s'applique donc sur ce qui reste de cette voûte palatine et vient se fixer par des crochets aux dents restantes du côté sain. S'il n'existe plus de dents, on prend un appui sur le maxillaire inférieur au moyen de ressorts, comme pour les dentiers ordinaires.

Sur cette pièce horizontale vient s'adapter la deuxième partie de l'appareil, qui est verticale et a été moulée sur le squelette. Elle est formée par une lame de caoutchouc durci qui représente la paroi antérieure de l'os. Elle constitue, en quelque sorte, une façade, les parties postérieures du corps de l'os étant supprimées. Comme la partie correspondant à la branche ascendante du maxillaire et à l'os malaire est plus large que la portion située au-dessous, l'enlèvement de l'appareil immédiat serait rendu très difficile. Pour parer à cet inconvénient, cette portion verticale est divisée en deux parties suivant une ligne verticale allant du milieu du plancher de l'orbite à la première ou deuxième petite molaire. Le long de cette ligne est disposé sur chaque partie un système de charnières réunies par une tige métallique pénétrant dans leur intérieur et permettant de les fixer entre elles et à la pièce horizontale.

La disposition en façade de la partie verticale laisse libre la cavité créée par l'ablation de l'os. Celle-ci peut alors se cicatriser librement sans qu'aucun obstacle s'oppose à son rétrécissement. D'autre part, les téguments de la face sont suffisamment soutenus pour que la difformité soit parfaitement corrigée. La partie horizontale de l'appareil permet de reconstituer immédiatement la mastication et la prononciation.

Grâce à ce dispositif j'ai pu supprimer le tamponnement à la gaze iodoformée, si désagréable aux malades et qui est pour eux une cause de dégoût pour les aliments.

L'antisepsie est assurée par les fréquents lavages dans un système de canaux creusés dans l'appareil et de tous points semblables à ceux des appareils pour maxillaire inférieur; ces canaux s'ouvrent sur les deux faces et jusque sous le plancher de l'orbite. A l'union de la pièce horizontale et verticale sont de très grands orifices pour l'écoulement des liquides de lavage, qui peuvent ainsi sortir facilement de la cavité.

En règle générale, l'appareil est toujours fait plus grand que cela n'est nécessaire. On le réduit au moment même de la pose, en se guidant sur le volume de l'os qui vient d'être enlevé. On le met en place; on le fixe suivant les cas, avec des crochets ou des ressorts et les lambeaux sont suturés par dessus.

Comme pour le maxillaire inférieur, je ne laisse plus aussi longtemps en place les appareils de prothèse immédiate. La réunion parfaite de la ligne de suture indique le moment opportun pour son ablation. La réunion par première intention s'est toujours régulièrement faite, et jamais je n'ai vu survenir ni abcès, ni fistules, même lorsqu'un point de suture avait sauté. On peut donc sans inconvénient laisser l'appareil en place aussi longtemps qu'on le désire pourvu que les lavages soient bien faits.

Appareils définitifs. — Les appareils de prothèse immédiate pour le maxillaire supérieur sont, on vient de le voir, d'une fabrication plus compliquée que pour le maxillaire inférieur. Les appareils définitifs sont aussi plus difficiles à établir et la prise de l'empreinte est un temps qui demande beaucoup de soins.

Après l'ablation de l'appareil primitif, il faut, pour le réintroduire, le diminuer. Cette diminution ne doit porter que sur la partie verticale, et comme celle-ci est très mince, il est facile de l'exécuter rapidement. Cette diminution consiste à abattre par un trait de lime les portions correspondant au malaire et à l'apophyse montante, de façon à ce que la largeur du bord supérieur de la pièce verticale n'excède pas celle du bord inférieur, et que la pièce réduite puisse pénétrer facilement dans l'ouverture laissée par l'enlèvement de l'appareil.

L'appareil enlevé, on prend l'empreinte de la cavité. Cette empreinte doit être très exacte, car cette cavité, limitée par des os immobiles, ne changera plus de forme. Or, lorsqu'elle a six ou huit centimètres de profondeur, la prise de l'empreinte présente quelques difficultés et demande beaucoup d'attention.

Cette empreinte se prend avec du stents et en plusieurs parties. Après avoir ramolli cette substance dans l'eau chaude, on en introduit avec les doigts des fragments plus ou moins gros dans tous les points qui présentent quelques dépressions et en commençant toujours par les parties les plus profondes. Lorsque ces morceaux de stents sont refroidis, on ajoute de nouvelles couches en ayant soin d'huiler les premières pour empêcher leur adhérence et pouvoir les retirer plus facilement. Les dépressions formées par les doigts sont des points de repère suffisants pour permettre de reconstituer facilement couche par couche le moule complet de la cavité. Lorsque la cavité est comblée par la substance modelante, on prend l'empreinte de toute la voûte palatine comme pour un moulage ordinaire. On retire cette empreinte, puis chacun des fragments du moulage en les plaçant sur leurs points de repère. Le moulage reconstitué, il ne reste plus qu'à le couler en plâtre. Là encore, ce modèle doit être établi en plusieurs parties, de manière à ce que la pièce, malgré son volume et ses irrégularités, puisse être extraite et replacée dans le moule sans difficultés.

L'appareil définitif est construit d'une seule pièce. Contrairement à l'appareil immédiat, sa portion verticale n'est pas réduite à une façade. Elle forme au contraire une masse qui comble toute la cavité, suivant en cela un principe dont j'exposerai les détails au sujet des prothèses de la face. La portion alvéolo-palatine, sauf le voile du palais, est en caoutchouc durci. Cette portion se prolonge jusqu'au-dessus du repli gingivo-labial, point où la muqueuse a été incisée et où la rétraction cicatricielle est le plus puissante. On pourra même augmenter la hauteur de cette partie rigide pourvu que l'entrée et la sortie de l'appareil n'en soient pas gênées. Cette partie rigide lutte efficacement contre la rétraction du bourrelet cicatriciel. Celui-ci, d'autre part, est souvent un point d'appui précieux pour maintenir l'appareil.

Tout le reste de l'appareil destiné à obturer la cavité laissée par l'ablation de l'os est en caoutchouc mou et creux. Il est alors facile de le plier pour faciliter son introduction. En outre dans la fabrication de cette portion on aura soin de réserver un vide pour permettre la respiration.

Le mode de fixation de la pièce définitive est très simple. Souvent les saillies et les dépressions de la cavité, et surtout la saillie de la bride cicatricielle correspondant au repli gingivo-labial, suffisent à maintenir la pièce en place. Dans tous les cas, les crochets sur les dents restantes ou les ressorts s'appuyant à la mâchoire inférieure permettront toujours d'assurer cette fixation. Dans le cas où on aura à remplacer les deux maxillaires supérieurs on se conformera aux règles que j'exposerai plus loin pour la prothèse des grands délabrements de la face.

Comme conclusion je dirai donc que, bien qu'au point de vue esthétique, la prothèse immédiate présente moins d'importance au maxillaire supérieur qu'au maxillaire inférieur, elle n'offre pas moins une utilité très grande au point de vue fonctionnel, car elle permet au malade de manger, de boire, de parler dès le premier jour. Il est bien établi aujourd'hui que la prothèse immédiate ne facilite pas la récidive. Mais même si celle-ci est fatale, les malades peuvent encore bénéficier de la prothèse au point de vue fonctionnel. Une simple plaque palatine leur permettrait au moins de s'alimenter convenablement pendant un certain temps, et tous ceux qui ont vu de près ces malades estimeront comme moi que c'est un service inappréciable à leur rendre.

C'est encore en Allemagne que la prothèse du maxillaire supérieur a été le plus souvent utilisée. Hahl en dix ans l'a appliquée à 85 malades du service de von Bergmann. Mais là encore, comme pour le maxillaire inférieur, l'école allemande n'emploie pas la prothèse immédiate proprement dite, mais plutôt la prothèse secondaire. On attend la réunion complète des sutures, et la prothèse n'entre en ligne que dix ou douze jours ou davantage après l'opération. A ce moment on applique une pièce palatine, munie à sa face supérieure d'un prolongement pénétrant dans la cavité. Au bout de quelque temps, on augmente le volume de ce prolongement en le garnissant de gutta-percha et on ajoute de nouvelles couches jusqu'à ce que l'esthétique soit à peu près rétablie. Dans ces conditions, l'appareil est certainement plus simple à construire. Je crois aussi qu'on peut en obtenir de bons résultats à la condition de l'appliquer quelques jours seulement après l'opération. Si on attendait plus longtemps, j'estime que le procédé de refoulement par la gutta-percha ne serait plus suffisant pour lutter contre la rétraction du bourrelet cicatriciel qui limite en avant l'entrée de la cavité.

Ces prothèses tardives nécessitent en effet la mise en jeu de moyens plus puissants. Dans un cas où je suis intervenu trois mois seulement après l'opération, je dus avoir recours à un appareil spécial pour refouler la joue. Je plaçai d'abord une pièce palatine prenant son point d'appui sur les dents qui restaient du côté opposé à l'opération. Sur cette pièce palatine et du côté opéré je disposai un prolongement vertical en caoutchouc durci que j'articulai à la pièce palatine au moyen d'une charnière ; contre la face postérieure de ce prolongement et le refoulant en avant, était placé un ressort qui prenait son point d'appui sur la face supérieure de la pièce palatine. Sous l'action de ce ressort, le prolongement très mobile venait appuyer de façon continue sur le bourrelet cicatriciel, Celui-ci finit peu à peu par céder. Le résultat fut maintenu d'abord en immobilisant le prolongement dans la situation extrême obtenue par le refoulement, puis par la pose d'un appareil définitif.

Les auteurs allemands invoquent, pour rejeter la prothèse immédiate du maxillaire supérieur la nécessité de laisser diminuer le volume de la cavité sous l'influence du travail de cicatrisation. Or, j'ai déjà dit que cette cavité limitée de toutes parts, sauf en avant, par des os immobiles, ne saurait se rétrécir que par l'enfoncement de sa paroi antérieure, c'est-à-dire de la joue. Lorsque celle-ci est ramenée à sa place normale, la cavité reprend à peu de choses près ses dimensions. Aussi une fois la cicatrisation en surface terminée, la cavité ne se rétrécit plus. La preuve en est fournie par ce fait que j'ai vu des appareils définitifs c'est-à-dire garnissant toute la cavité, fonctionner encore très bien cinq ou six ans après l'opération et sans qu'il eût été nécessaire de leur faire subir de modifications.

Dans les nécroses du maxillaire supérieur, les appareils de prothèse n'offrent, en général, que peu d'intérêt. Le plus souvent ils se réduisent au remplacement du rebord alvéolaire et de quelques dents. Cependant, certaines nécroses syphilitiques peuvent entraîner des pertes de substance étendues. Mais la prothèse de celles-ci trouvera mieux sa place au chapitre des obturateurs ou des restaurations faciales.

J'ai eu, cependant, à intervenir dans un cas de nécrose phosphorée ayant détruit toute la base des deux maxillaires supérieurs jusqu'au milieu des branches montantes, avec affaissement du lobule du nez et de la lèvre supérieure. Je comblai la vaste perte de substance à l'aide d'un volumineux appareil en caoutchouc durci qui ramena la lèvre en position normale et corrigea en partie l'affaissement du nez. Le résultat esthétique fut imparfait, au moins pour le nez, mais les fonctions furent rétablies et le malade put manger et parler. Je cite ce cas, seulement à cause de l'extraordinaire volume de cet appareil qui comblait tout le vide laissé par la disparition des os. L'existence de ce vide présente des inconvénients sérieux que Sauer put constater, en 1881, sur un de ses malades, et qu'il eût évités s'il eût songé à combler la cavité avec un appareil creux, comme l'avaient fait, plus de quinze ans avant lui, Gunning et Kingsley.

RESTAURATIONS DE LA FACE

Je réunirai, sous ce titre, des restaurations complexes de la région faciale pour des pertes de substance très atypiques et dans lesquelles les téguments, le squelette facial, les cavités du massif osseux, sont intéressés à des degrés divers. Tous ces cas peuvent présenter les plus grandes variétés et les appareils qu'ils nécessitent sont aussi différents entre eux que les lésions elles-mêmes. Il est donc très difficile d'ériger en méthode tel ou tel traitement prothétique et d'en donner un exposé méthodique. Cependant, au milieu de tant d'appareils divers qui ont été construits et décrits, on peut dégager quelques principes essentiels qui pourront nous servir de guides dans leur construction.

Le premier principe que j'ai adopté est celui-ci : toutes les fois que les cavités de la face ont été intéressées et ouvertes et qu'elles offrent une perte de substance, on doit chercher à les obturer le plus complètement possible, en ne laissant comme vide que l'espace anatomique normal nécessaire à l'accomplissement des fonctions physiologiques. Ces cavités ont toutes, à des degrés divers, une influence sur la respiration, l'articulation de la parole, l'odorat. Le plus souvent, la voie suivie par le courant d'air respiratoire est plus ou moins intéressée. Il y a donc un intérêt de premier ordre à limiter ces trajets agrandis par la perte de substance, et à leur laisser seulement leurs dimensions normales ; il y a avantage aussi à éviter que l'air ne passe sur la surface des plaies et ne s'imprègne de leur odeur, souvent désagréable. Il faut donc, toutes les fois que cela est possible, canaliser l'air dans des conduits ayant à peu près la forme et les dimensions des conduits normaux.

La conséquence immédiate et nécessaire de ce principe est que, pour des pertes de substance profondes, il faut des appareils volumineux. Or, les appareils volumineux, pour être facilement maintenus et supportés, doivent être légers. D'où la nécessité de n'employer à la construction de ces appareils que des substances de faible poids. A ce point de vue, l'emploi du caoutchouc facilite singulièrement notre tâche et nous permet d'aplanir bien des difficultés. Grâce à lui, nous pouvons établir des appareils de grand volume et d'un poids insignifiant, surtout si on exécute les masses ou blocs en caoutchouc creux, ce qui ne nuit nullement, d'ailleurs, à leur solidité. Ce faible poids de l'appareil facilite singulièrement sa fixation, car des points d'appui très faibles suffisent à le maintenir.

Je ne suis donc pas partisan de l'emploi du métal dans les grandes restaurations faciales; il ne peut, en effet, satisfaire à la fois aux deux indications que doivent remplir ces appareils : volume et légèreté. Veut-on les faire légers? Ils laissent trop d'espace vide. Veut-on les faire volumineux? Leur poids les rend inutilisables, car ils nécessitent des points d'attache solides, souvent multiples, parfois externes, ce qui les rend visibles. Ainsi Delalain, Hayman (de Bristol) ont été obligés d'aller prendre leurs points d'appui jusque sur le derrière de la tête, par des lanières ou des ressorts. Enfin, la construction de ces pièces métalliques est toujours plus compliquée et c'est là un grave défaut. Toutes ces raisons m'ont donc fait rejeter, dans ma pratique, les appareils en métal, je ne les emploie plus que dans quelques cas exceptionnels, par exemple lorsque la mâchoire inférieure est intéressée et qu'il est alors souvent utile de placer un appareil un peu lourd. Le caoutchouc prime donc toutes les autres matières; il ne doit y avoir de métallique que les ressorts qui sont parfois nécessaires pour relier deux pièces entre elles, ou pour fixer l'appareil à son point d'appui. Encore certaines variétés de ressorts peuvent-elles être faites en caoutchouc. Ce n'est pas à dire qu'on ne puisse réaliser avec le métal de bons appareils. A ce point de vue, la preuve est faite et l'appareil présenté, par M. Michaël, à la Société d'Odontologie, en 1899, remplit presque toutes les conditions désirées, avec un bon résultat esthétique et fonctionnel. Je crois néanmoins que, d'une façon générale, les appareils en caoutchouc leur sont supérieurs, ainsi que l'avaient déjà vu Gunning et Kingsley.

Les grandes restaurations faciales sont pratiquées dans deux conditions différentes : tantôt après une opération chirurgicale, tantôt après un traumatisme accidentel et lorsque la cicatrisation est terminée.

Le premier cas se rapproche singulièrement de la prothèse immédiate et n'en est souvent qu'une variété un peu complexe. A ce point de vue, notre tâche serait singulièrement facilitée si les chirurgiens voulaient bien accepter notre concours au moment même de l'opération et faire leurs incisions ou tailler leurs lambeaux en tenant compte des desiderata de la prothèse. Combien de fois éviterions-nous ainsi l'éclatement des sutures, la perforation des lambeaux. Il y a là une cause d'échec sérieuse qui disparaîtra, je l'espère, dans l'avenir, lorsque la collaboration du chirurgien et du prothésiste sera devenue plus intime.

Dans le deuxième cas, nous avons affaire à des lésions dont l'évolution est terminée et contre lesquelles la chirurgie est désarmée ou bien a échoué. Contre ces difformités, dans lesquelles la rétraction du tissu cicatriciel joue un rôle primordial, nous avons encore des moyens d'action. Nous pouvons adjoindre à la prothèse passive une prothèse active : par des tractions, par des pressions élastiques lentes et continues, nous pouvons vaincre la résistance de ces cicatrices. Le traitement de ces difformités est, certes, complexe, demande du temps et de la patience. Mais, pour lutter contre ces grandes déformations, le temps n'est rien, le résultat est tout.

Pour l'exécution d'une restauration complexe de la face, on combinera les diverses variétés de prothèse particulière que j'ai étudiées précédemment pour les différentes parties de la face, et on se guidera sur les principes que j'ai énoncés pour chacune d'elles : par exemple, le maxillaire supérieur et le nez, le nez et la lèvre supérieure, le maxillaire inférieur et les lèvres, etc. On pourrait trouver une série de combinaisons dont l'étude détaillée est véritablement impossible. C'est là que le prothésiste pourra développer toute son ingéniosité et ses qualités personnelles.

Nous sommes loin, aujourd'hui, des grossiers essais des siècles passés où l'on cachait sous des masques plus ou moins habilement faits, des difformités horribles. Ces pièces, le plus souvent, n'avaient aucune utilité au point de vue fonctionnel. En France, après la guerre de 1870, un certain nombre d'appareils ont été construits pour des blessés qui présentaient des lésions des maxillaires et du nez. Je les signale seulement. On trouvera leur relation dans la thèse de Dardignac. Déjà, à cette époque, Spillmann avait proposé, sans le faire d'ailleurs, de placer l'appareil sous des lambeaux autoplastiques, ce que Gunning et Kingsley, en Amérique, avait déjà fait longtemps auparavant.

Delalain exécuta quelques appareils qui témoignent d'un réel effort, mais que je n'oserais recommander. Je citerai encore les appareils faits par Lecaudey, Dejardin, Préterre, Goldenstein.

Gunning (de New-York), en 1863, fit une restauration assez complexe sur un malade à qui un coup de feu avait enlevé tout le maxillaire supérieur droit, une partie des os propres du nez, la cloison et les cornets. Il fit une pièce palatine et, sur celle-ci, en ajouta une autre en caoutchouc durci, très mince et creuse, qui comblait les fosses nasales. Dans son épaisseur était réservé un conduit horizontal permettant la respiration et l'écoulement des sécrétions. Cette pièce était destinée à soutenir les parties molles après autoplastie. Celle-ci fut pratiquée, par Gurdon-Burk, avec un plein succès. Gunning avait donc résolu, du premier coup, le problème de la restauration des vastes pertes de substance de la face, en comprenant, avec un sens pratique admirable, qu'il fallait se rapprocher le plus possible de la nature, c'est-à-dire combler parfaitement tous les vides et ne laisser que les ouvertures nécessaires à l'accomplissement des fonctions.

Kingsley, peu de temps après, fit une restauration plus étendue encore, car le maxillaire inférieur était aussi intéressé. Il corrigea d'abord la difformité de ce dernier, vicieusement consolidé, en mobilisant et réduisant les fragments, et les maintenant en bonne position, à l'aide d'une gouttière. Puis, pour remplacer le maxillaire supérieur, il fit un appareil en caoutchouc creux qui comblait complètement la cavité, une seule des parois fut faite en aluminium pour augmenter la solidité. Plus tard, comme la pièce devait être recouverte par des lambeaux autoplastiques, et craignant que le caoutchouc ne résistât pas, il refit son appareil avec des plaques d'or, mais sur le même type. L'autoplastie fut faite avec un plein succès. Malheureusement, Kingsley ne nous dit pas ce que devint son malade par la suite. Toujours est-il que la parole du malade était correcte et que la mastication ne laissait rien à désirer. Je crois néanmoins que l'appareil en or de Kingsley ne valait pas celui en caoutchouc de Gunning, qui était très facile à nettoyer ; ce dernier point, très important pour les appareils à grande surface, leur impose la nécessité d'être très faciles à enlever. Les craintes de Kingsley au sujet du caoutchouc ne me semblent pas justifiées, le caoutchouc durci par la vulcanisation étant complètement inaltérable dans les tissus.

Haymann (de Bristol) présenta, en 1889, à la Société Odontologique de la Grande-Bretagne un cas de restauration étendue de la face. Son appareil, en métal, était très lourd ; des lunettes ne suffisaient pas à le maintenir et il dut le fixer au moyen d'un fort fil métallique qui contournait la tête au-dessus de l'oreille. Cette observation fait ressortir le défaut des appareils métalliques. Une pièce légère aurait pu être fixée par un lorgnon comme je l'ai fait plusieurs fois.

En 1900, M. Michaël présenta à la Société d'Odontologie de Paris un appareil plus compliqué que celui de Haymann, mais aussi mieux compris, pour une restauration des deux maxillaires et du nez. Il sut utiliser très habilement la bride cicatricielle formée par la lèvre pour maintenir en place tout l'appareil. Le malade parlait et mangeait avec facilité. Mais cet appareil avait une lacune : il laissait, au-dessus de la pièce palatine, une vaste cavité et ne remplissait pas, par conséquent, ce *desideratum* formulé par Gunning et Kingsley et sur lequel j'ai longuement insisté plus haut.

Pour ce même malade, M. Ronnet construisit un appareil tout en caoutchouc qui, par son volume, comblait en grande partie la cavité ; le nez artificiel était fixé à la pièce supérieure. Cet appareil paraissait remplir les mêmes conditions que celui de Michaël et avait pour lui l'avantage de la simplicité.

Pour ma part, j'ai établi quelques appareils pour de grands délabrements de la face, j'en décrirai un seul que je prends comme type.

J'eus à faire une restauration de la face chez une malade à laquelle un lupus avait détruit le nez, les fosses nasales, la lèvre supérieure et la plus grande partie des maxillaires supérieurs. Il ne restait plus, au fond de cette cavité, qu'une petite bride très mince formée par les débris du voile du palais. Le maxillaire inférieur muni seulement de quatre dents, me servit de point d'appui pour tout l'appareil. Celui-ci était constitué par une pièce palatine munie de dents et reliée à la pièce inférieure par des ressorts ordinaires. Cette pièce palatine portait un voile en caoutchouc mou se prolongeant jusqu'à la paroi postérieure du pharynx. Elle était surmontée, sur les côtés, de lames de caoutchouc très minces tapissant toute l'étendue de la cavité mais avec un orifice en haut pour permettre l'olfaction La partie centrale de l'appareil portait une lame de caoutchouc dur formant la cloison. Le bord supérieur de cette lame était garni d'une épaisseur de caoutchouc mou pour rendre moins sensibles les chocs de la mastication. Sur chaque face de cette cloison artificielle, étaient ménagées des rainures se continuant sur le voile, et destinées à déverser dans l'arrière-gorge les sécrétions nasales. L'écoulement de celles-ci vers la partie antérieure était rendu impossible grâce à une plaquette remontant jusqu'aux deux tiers de la hauteur de la cavité et barrant l'extrémité antérieure des rainures. Cette plaquette avait, en outre, l'avantage de diriger vers le haut l'air inspiré, de lui faire parcourir un plus long trajet, par conséquent de l'échauffer davantage avant de parvenir aux poumons. Je me rapprochais ainsi le plus possible des conditions physiologiques normales. Sur le tout étaient montés un nez et une lèvre artificiels en céramique.

On voit donc que, dans cet appareil, que je considère comme typique, j'ai éliminé de parti-pris le métal ; aussi était-il très léger, facile à fixer, et remplissait-il toutes les conditions désirables.

Mais il peut arriver que la perte de substance s'ouvre à l'extérieur par un orifice de. dimensions moindres que celles de la cavité. Il semble donc impossible, dans ces cas, de faire pénétrer par cet orifice un appareil qui puisse tapisser toute la surface de la cavité. Cela est vrai pour les appareils rigides. Mais, dans un cas de ce genre qui me fut adressé par le professeur agrégé Duchamp de Saint-Etienne, je tournai la difficulté en me servant, non plus de caoutchouc durci, mais de caoutchouc mou et creux. Je pris l'empreinte en faisant un moule à pièces. comme je l'ai décrit pour la prothèse définitive du maxillaire supérieur. L'empreinte une fois reconstituée, j'en fis un moule en plâtre. Sur ce moule en plâtre, je creusai les canaux réservés à la respiration. Je tapissai ces canaux avec des feuilles de caoutchouc qui devaient durcir à la vulcanisation, puis je badigeonnai tout le reste du moule avec du caoutchouc mou dissous dans le chloroforme. J'ajoutai des couches successives jusqu'à épaisseur d'un millimètre. Puis je vulcanisai en conduisant très lentement l'opération. J'obtins ainsi un caoutchouc très mou et très solide conservant parfaitement la forme du moule. La souplesse de la pièce permettait de la replier sous un petit volume pour la faire pénétrer, par l'orifice, dans la cavité où elle se développait ensuite par son élasticité. L'engrenement des surfaces, résultant des saillies de l'appareil dans les creux de la cavité, suffisait à maintenir le nez et la joue artificiels fixés à l'appareil. C'est là une des très intéressantes applications du caoutchouc mou dissous, dont l'emploi peut nous rendre souvent de si grands services.

PROTHÈSE DANS LES FRACTURES DU MAXILLAIRE INFÉRIEUR

Je ne puis, dans un rapport sur la prothèse, passer sous silence les appareils à fractures du maxillaire inférieur. Mais je ne m'étendrai pas sur les descriptions, car nous avons si souvent à intervenir dans ces cas que ces appareils sont connus de tous. Quels qu'ils soient, d'ailleurs, ils ont donné de bons résultats entre les mains de leurs auteurs, aussi bien à Morel-Lavallée, à Kingsley, à Suersen, à Houzelot, à Rosenthal de Nancy, à Martinier, qu'à moi-même. Mais, ces résultats, chacun les a dus surtout à la patience, à l'attention, à la surveillance étroite et aux soins assidus qu'il a personnellement apportés à l'application de son appareil. C'est à ce prix seulement qu'on peut en espérer un résultat satisfaisant.

La grande difficulté de la réduction et de la contention de ces fractures réside dans la mobilité extrême des fragments et dans l'absence d'un point d'appui solide pour maintenir les appareils. Les dents nous fournissent bien, en partie, ce point d'appui, mais, à elles seules, elles ne peuvent s'opposer aux déplacements du fragment sous l'influence de la moindre contraction musculaire. De là la nécessité d'une surveillance de tous les instants pour remédier, à chaque moment, à l'insuffisance de l'appareil. Pour ma part dans la construction de l'appareil que j'ai présenté, il y a une quinzaine d'années, j'avais cherché surtout à empêcher les fragments de quitter la gouttière qui les maintenait, et à les ramener constamment à son contact, surtout pour les fractures multiples à fragments médians qui tendent toujours à se déplacer en bas ou plutôt en arrière. Le plus souvent l'action du ressort était suffisante pour obtenir ce résultat. Je dois cependant reconnaître qu'il me fallait exercer parfois une surveillance très étroite sur la marche de la réduction, surtout dans les premières semaines.

Mais, un nouvel élément est intervenu dans ma pratique, depuis le jour où je me suis aperçu que, lorsque le malade avait la bouche ouverte, la réduction des fragments se faisait, en quelque sorte, spontanément et qu'il suffisait de maintenir cette attitude pour que le déplacement ne se reproduisît plus. J'ai alors supprimé, peu à peu, les diverses parties constituant mon appareil, pour n'en garder simplement que la gouttière de caoutchouc durci et la mentonnière élastique. Je puis dire que, depuis que j'emploie le traitement par l'attitude « bouche ouverte », je n'éprouve presque plus aucune difficulté, et la constance des bons résultats ne s'est jamais démentie.

Pour maintenir l'attitude « bouche ouverte » j'utilise des coins de bois ou de liège placés entre les deux mâchoires au niveau des grosses molaires. Ces coins restent en place jour et nuit et le malade ne les quitte que pour prendre ses repas. Les premiers jours, il en éprouve de la gêne et un peu de fatigue, mais, ordinairement, vers le troisième jour, il commence à s'y accoutumer ; en même temps que la réduction s'accentue, les souffrances sont moins vives et le blessé bientôt, ne fait aucune difficulté à supporter patiemment une attitude qui est pour lui de moins en moins pénible et dont il peut bien vite constater la bienfaisante action.

Ainsi donc, actuellement, j'ai, dans ma pratique, réduit les appareils à leur plus simple expression, puisqu'il n'en reste que la gouttière et la mentonnière. *La base essentielle du traitement est la suppression complète de toute mobilisation du fragment, par l'attitude bouche ouverte. Celle-ci, en effet, annihile, de façon absolue, les actions musculaires et toute tendance au déplacement disparait définitivement.*

Je ne saurais trop engager mes collègues à appliquer cette méthode de traitement, certain que je suis d'avance de l'excellence des résultats qu'ils en obtiendront.

PROTHÈSE INTERNE

J'aborde maintenant l'étude d'une variété de prothèse encore peu connue et rarement employée jusqu'ici, celle de la prothèse interne du squelette des membres. Elle consiste essentiellement dans le remplacement, par des pièces prothétiques, de pertes de substance du squelette, pièces qui restent définitivement enfouies dans les tissus.

On conçoit aisément que cette prothèse soit née d'hier et soit encore à l'état d'ébauche, quand on songe aux conditions multiples qu'elle doit remplir et à la manière dont se comportent les tissus vis-à-vis des corps étrangers inclus dans leur profondeur. On sait cependant, depuis longtemps, que des corps étrangers, tels que les balles, les fragments d'armes, introduits accidentellement dans les tissus, peuvent y rester enfouis de longues années sans provoquer de réaction, mais on sait, d'autre part, quelle tendance ils ont à se mobiliser et à émigrer. Bien souvent aussi, ils sont le point de départ d'un abcès formé à leur pourtour, lequel, en s'ouvrant, entraîne leur élimination. On sait, enfin, que la tolérance des tissus à leur égard est en raison inverse de leur volume, c'est-à-dire que plus ils sont petits, moins ils ont de chances d'être éliminés.

Les pièces prothétiques enfouies dans les tissus au cours d'une intervention chirurgicale, devront évidemment obéir aux mêmes lois que les corps étrangers accidentels et pour que la tolérance des tissus à leur égard soit parfaite, il faudra qu'ils remplissent les conditions suivantes :

1° Offrir la plus petite surface possible.

2° Etre stérilisables de façon parfaite.

3° Etre assez solidement fixés aux os pour que leur mobilisation soit impossible.

La grande cause d'échec de la prothèse interne est évidemment l'infection du foyer traumatique. On comprend donc qu'avant l'avènement des méthodes antiseptiques, les tentatives de ce genre ne pouvaient qu'être vouées, la plupart du temps, à un échec certain. Il est bien évident que les chirurgiens de l'ère préantiseptique n'auraient pas accepté la possibilité de cette prothèse, et que, l'eussent-ils essayée, ils y auraient promptement renoncé, en présence des insuccès qui auraient été, je crois, la règle à une époque où les réunions par première intention étaient rares, et où la suppuration des plaies était considérée comme une phase normale de leur évolution. Cela nous explique pourquoi l'idée de la prothèse interne ne pouvait guère se présenter à l'esprit du chirurgien, pourquoi aussi cette variété de prothèse est si fort en retard sur les autres et se trouve, encore aujourd'hui, à l'état d'ébauche.

Mais, de nos jours, l'antisepsie, définitivement triomphante, ouvre un large champ à nos espérances, et je ne crains pas d'affirmer que nous sommes, dès maintenant, en droit de compter sur le développement rapide de cette branche de la prothèse, qui me semble appelée à un brillant avenir.

La première tentative de prothèse interne fut, à ma connaissance, celle de Létiévant. Je lui proposai de fixer dans les os de la face une charpente métallique, pour soutenir des lambeaux autoplastiques, ce qu'il fit le 23 mai 1877. La guérison se fit sans accident ni réaction des tissus contre le corps étranger.

Ce succès fut pour moi un encouragement et mes recherches ultérieures sur la prothèse immédiate achevèrent de m'éclairer sur la tolérance des tissus vis-à-vis des corps étrangers.

L'année suivante, en 1878, j'essayai pour la première fois l'enfouissement total d'une pièce prothétique dans les tissus, sur un malade de Létiévant. Chez un homme d'une trentaine d'années, je plaçai au petit doigt de la main gauche une articulation phalangienne artificielle en platine. La réunion se fit par première intention et le malade quitta l'hôpital avec une articulation en métal qui fonctionnait admirablement.

Un peu plus tard, dans le service d'Ollier, je plaçai plusieurs fois des attelles de platine fixées aux os pour guérir des pseudarthroses, ou bien encore je doublai la face postérieure de la rotule avec une feuille de platine pour empêcher la production d'une ankylose fémoro-rotulienne.

Ces faits cliniques étaient absolument démonstratifs. La tolérance des tissus pour les pièces prothétiques était désormais un fait acquis et la publication de ces expériences fut rapidement le point de départ d'une série d'autres applications.

Gluck au Congrès de Berlin, rapporte plusieurs observations de prothèse interne.

D'autre part, Warnekros a fait, de ses appareils de prothèse immédiate pour le maxillaire inférieur, de véritables pièces de prothèse interne, puisqu'il les enferme dans les tissus et les y abandonne définitivement.

Mais un des faits les plus remarquables fut celui que publia Péan en 1894, remarquable surtout par l'étendue et le volume de l'appareil. Péan reséqua à un malade le tiers supérieur de l'humérus y compris l'articulation. Pour remplacer la portion d'os enlevé il fit appel au concours de notre distingué collègue Michaël qui montra en cette circonstance une ingéniosité et une audace admirables, en appliquant l'appareil prothétique suivant : une pièce en caoutchouc durci de 12 centimètres de longueur représentant l'extrêmité supérieure de l'humérus enlevé y compris la tête, fut fixée par des vis au fragment restant de cet os. La tête humérale, fixée à l'omoplate par des prolongements de platine, formait une articulation parfaite, qui permettait au malade de se servir de son bras pour les usages ordinaires de la vie. Tout eût été pour le mieux, si des abcès survenus par poussées successives n'avaient pas nécessité l'enlèvement de l'appareil dix-huit mois ou deux ans après l'opération. Mais comme Péan avait conservé le périoste, qu'il l'avait même fixé sur la longueur de l'appareil, il trouva lorsqu'il enleva ce dernier, un os de nouvelle formation qui suffisait largement à donner un soutien au muscle et était assez solide pour rendre au bras toutes ses fonctions.

Cette observation de Péan est fort instructive, car elle démontre deux faits :

1° Que les pièces prothétiques volumineuses peuvent jouer très bien un rôle squelettique satisfaisant, mais que la tolérance des tissus à leur égard n'est pas parfaite, ainsi que l'avait déjà dit Weiss en 1880.

2° Que ces mêmes pièces peuvent servir de guide et de soutien aux néoformations périostiques.

J'acquis dès lors la conviction que rien, jusqu'à présent du moins, ne pouvait remplacer le tissu osseux en tant qu'agent squelettique et qu'il fallait utiliser les appareils prothétiques dans un autre sens qu'on ne l'avait fait jusqu'ici. J'ai cherché alors à faire de ces appareils non pas de simples organes de remplacement, mais des tuteurs destinés à aider la réédification osseuse en la guidant et en la modelant, et celle-ci terminée, devant rester définitivement inclus dans les tissus.

Mes recherches dans ce sens, ont été faites surtout sur l'animal et je les ai aussi, depuis, appliquées chez l'homme.

Les appareils que j'ai expérimentés sont des pièces non pas massives, mais, au contraire, ajourées. Ils sont constitués par une charpente métallique formée de tiges longitudinales de platine iridié de douze dixièmes de m/m, reliées entre elles par des croisillons de même métal ; l'ensemble forme une sorte de cage en treillis qui, par ses deux bouts, est fixée par des vis aux extrémités osseuses. Cette disposition, tout en diminuant les surfaces de contact avec les tissus, permet, en outre, de placer au centre de l'appareil des fragments d'os qui serviront de greffes osseuses et permettront de réédifier entre les deux fragments un nouveau cylindre squelettique dont la forme et l'étendue sera, en quelque sorte, modelée sur l'appareil.

Je tiens à bien accentuer la différence qui existe entre ces appareils et les anciens. Ces derniers ne permettaient pas de compter sur la régénération osseuse ; c'est exceptionnellement que, comme dans le cas de Péan, celle-ci put être suffisante pour rendre au membre une partie de sa fonction, et encore cet os nouveau, formé parallèlement à l'appareil, était-il très atypique

Mes appareils remplissent les conditions suivantes :

1° Ils remplacent l'os dans sa forme et ses dimensions.

2° Etant à claire-voie, ils présentent le minimum de surface de contact avec les tissus.

3° Ils renferment la greffe osseuse et modèlent la néoformation qui se produit à leur intérieur ainsi que les productions osseuses périphériques.

La greffe osseuse, par sa constitution organique, ne peut être considérée comme un véritable corps étranger. Soumise à l'action des tissus vivants, elle ne tarde pas à prendre part à leurs processus nutritifs. Si elle se déminéralise au début, comme le démontrent les radiographies, elle ne tarde pas à s'organiser, à être pénétrée par les vaisseaux, et à devenir à son tour un tissu vivant au sein même de l'appareil. Dans ces conditions, on comprend que les succès que j'ai obtenus dans mes expériences n'ont rien d'extraordinaire.

Je n'ai pas encore eu l'occasion d'appliquer cette méthode chez l'adulte. Je l'ai utilisée trois fois chez des enfants atteints d'ostéomyélite du tibia. Les appareils ont été très bien supportés depuis plusieurs années, mais il n'y a pas eu, jusqu'à présent, de production osseuse. On sait que dans ces cas, il ne se forme pas d'os. Peut-être trouvera-t-on le moyen d'en faire produire en changeant la nature de la greffe. Dans ces trois cas je me suis servi, comme greffe, de côtes de jeune chien ; avec de l'os humain, le résultat eût peut-être été meilleur, surtout si nous avions eu du périoste à notre disposition.

Toutefois la formation d'os nouveau dans les cas où il n'existe ni périoste, ni fragment d'os du sujet, ne saurait être niée. Le chien que j'ai présenté au Congrès de Chirurgie de Paris, en 1897, en est la preuve. Lorsque, deux ans après, cet animal a été sacrifié, j'ai trouvé un os de nouvelle formation extrêmement dense et compact ; on comprend très bien que ce chien pût sauter et courir sans difficulté.

Il est évident que l'application de ces appareils, pour la réédification complète de portions d'os, est très limitée, car ces cas sont en général assez rares. Je crois cependant qu'on pourrait trouver leur emploi, en chirurgie, pour les pseudarthroses, les fractures comminutives avec esquilles, ces dernières pouvant être utilisées comme greffe osseuse. Il m'est impossible de donner ici les cas, très divers, dans lesquels on pourrait les employer : l'avenir nous le démontrera.

Sur l'animal, je les ai essayées, avec le Dr Commandeur, accoucheur des Hôpitaux de Lyon, pour obtenir l'agrandissement permanent du bassin après symphyséotomie. Trois chiennes auxquelles nous avions sectionné la symphyse et interposé entre les deux pubis un appareil prothétique avec greffe osseuse, ont parfaitement guéri et ont, par la suite, mis bas plusieurs fois. Les appareils ont été très bien supportés. Après avoir sacrifié ces animaux, nous avons pu constater, chez tous, une ossification parfaite et une tolérance absolue pour l'appareil. Chez un d'eux, l'agrandissement du bassin était manifeste. Chez les autres, étant donné les difficultés d'écartement des pubis chez cet animal, le résultat à ce point de vue était douteux.

Ce dernier chapitre semble nous avoir entraîné bien loin de notre domaine, mais le dentiste est et doit être un prothésiste, et tout ce qui est prothèse est de son ressort. C'est le champ ouvert à sa science et à son ingéniosité. Aussi ai-je été particulièrement heureux de lui donner tout le développement que peut comprendre le cadre, forcément étroit, d'un rapport. Le simple exposé que j'en ai fait montre que la prothèse chirurgicale pourrait, à elle seule, constituer une spécialité dans notre profession. Tout le monde, à l'heure actuelle, reconnaît son importance, et si les chirurgiens n'utilisent pas de façon constante les ressources qu'elle peut offrir, c'est qu'ils ne les connaissent pas toutes, et que souvent ils n'ont pas, dans leur entourage, d'aide ou de collaborateur pour les éclairer. Or, le dentiste, en tant que prothésiste, est tout désigné pour cette collaboration que je souhaite de voir, à l'avenir, plus fréquente et plus étroite.

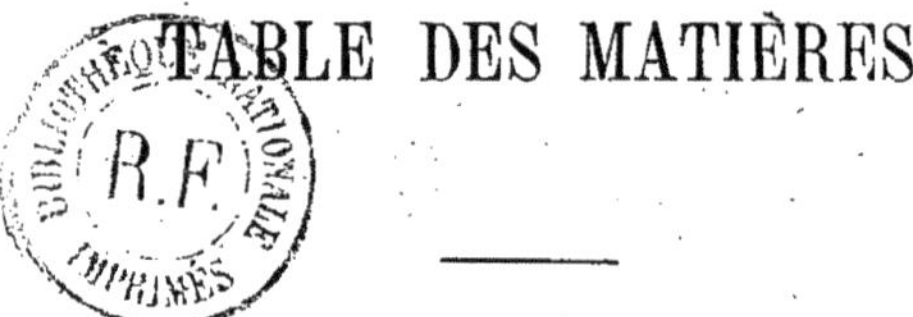

TABLE DES MATIÈRES

91 822. — Imp P. LEGENDRE et Cie, rue Bellecordière, 14, Lyon.

www.ingramcontent.com/pod-product-compliance
Ingram Content Group UK Ltd.
Pitfield, Milton Keynes, MK11 3LW, UK
UKHW020239220726
13923UKWH00002B/750